# ダウン症のある子どもの
# 離乳食から食事へ

 ― 食べる機能を育てるために ―

監修 ● 玉井　浩

編集 ● 日本ダウン症療育研究会摂食指導ワーキンググループ

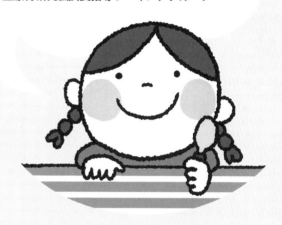

診断と治療社

# 刊行にあたって

　本書は日本ダウン症療育研究会に設置されています，言語聴覚士（ST）分科会有志メンバーによって作成されたもので，咀嚼の基本的な発達過程を知り，それに合わせた食事の形態を考えていくものです．低緊張のため，哺乳力が弱いだけではなく，口唇を閉鎖する力も弱く，舌も突出しやすく，また咀嚼の発達自体もゆっくりで丸呑みしてしまいやすいため，ダウン症のあるお子さんを育てている家族にとって，離乳食や食事の進め方に悩まれている方は多いようです．離乳食の形態などはゆっくり進めるように指導はされますが，赤ちゃんによっては食べ終わるまで時間のかかるお子さん，逆に食欲旺盛なお子さんもいて，工夫が必要です．実際にどのように進めたらよいのか，具体的なことを，イラストを使ったり，わかりやすく説明している解説書，特にダウン症のあるお子さんの特性に配慮して説明されているものをぜひ届けたいという熱意で本書は書かれました．

　一般の離乳に関する本は，乳児から幼児の初期くらいまでを対象にしていますが，将来の成人になってからの食べ方の基本はこの乳幼児の時期に決まることが多く，とても大切です．

　さらに，Q&Aでは成人になってからの食に関する悩みについても解説していますので，「ダウン症のある方のための食に関する総合支援ガイド」といってもよいのではないかと思います．

　健常のお子さんに比べ，ゆっくり育つことはわかっていても，どうしても他のダウン症のあるお子さんと比べてしまいます．将来の咀嚼機能の発達を支えているのは，いかにこの乳幼児期の離乳食・食事の食べ方を丁寧に観察・指導していくかですから，根気良くやっていきましょう．

　多くのダウン症のあるお子さんにとって本書がその助けとなること，そして，ご家族が安心して食事を楽しむことができるようになっていただければ，それは望外の喜びです．

2023年6月

日本ダウン症療育研究会　会長
大阪医科薬科大学小児科　名誉教授
**玉井　浩**

# はじめに

　ダウン症のあるお子さんの離乳，そして食事の進め方については，お困りの方も少なくないと思われます．ご家族だけでなく，医師，看護師，栄養士などの医療関係者，そして保育士や教育関係者も含む，お子さんを取り巻くすべての方に，わかりやすい，実践的な指導書があれば，お役に立てるのではないかと考えました．

　一般的な栄養摂取の基準や離乳食の進め方について書かれた手引書はたくさんありますが，月齢や体重だけで，そのまま当てはめることはできません．ダウン症のあるお子さんでは体格が小さい傾向にあり，また合併症治療が行われている場合もあります．さらに乳児期は哺乳力も弱く，唇をしっかり閉じる力も弱いです．首のすわりも遅く，いつからどのように離乳食を開始したらよいのか，どんな介助の仕方が望ましいのか，一つひとつ不安に思われることでしょう．

　日本ダウン症療育研究会では，所属する言語聴覚士（ST）の有志を中心に構成した摂食指導ワーキンググループで，わかりやすく具体的な記述を心がけた指導書を作成することとしました．日常的にダウン症のあるお子さんに接し，ダウン症ならではの共通点，そして個人差，よく聞かれる質問など，同様の体験を重ねており，それらの経験を還元できればと思います．

　定型発達児の月齢に合わせた離乳食の進め方で問題ないお子さんもいますが，当てはまらないお子さんが圧倒的に多いのが現状です．障害児対象の摂食指導書では専門職以外の利用は難しいと思われますので，やさしく書かれた本書を活用し，楽しく食事ができますようにと願っています．

　愛情に溢れていても，食べてくれない，飲んでくれない，大きくならないと眉間に皺を寄せてため息をつきながら食べさせるのでは，お子さんも楽しくなれませんね．お子さんを取り巻く周囲の方々，どうか肩の力を抜いて，まずは「食べることは楽しいこと」をお子さんに伝えましょう．少しぐらい食べる量が少なくても，離乳が遅れても，まずは楽しい時間にしましょう．栄養内容，食事の介助方法など，お子さんの特徴を踏まえて，月齢や発達状況をみながら少しずつ修正していきましょう．

　今回，私たち摂食指導ワーキンググループは，お子さんそれぞれの心身の発達に合わせ，無理なく十分に栄養が摂れること，生涯にわたり安全に美味しく食べる口の機能を育てることを目標に，介助の方法や食形態の目安，用具の選び方などをまとめました．さらに，私たちがよく受ける相談，ご家族や保育者の困りごとを，Ｑ＆Ａの形でまとめました．どうぞご参考にしてください．

　食事に関して悩むときは地元の発達センターや訪問リハのST担当の方，小児科医や歯科医，栄養士等の専門家が対応してくださると思いますが，相談相手によって少し指導に違いがあると感じるかも知れません．私たちも意見を擦り合わせ，共通認識を持つことのできた内容を記載しています．おおむね，どなたにも同意していただける基本としてご理解いただけますと幸いです．

　さあ，楽しいお食事時間にしましょう！

2023年6月

よつばみらいクリニック　院長<br>
東京逓信病院小児科

**小野正恵**

# 目次

⑦摂食指導

⑧食事の環境

⑨気になる行動

## ✳✳ 執筆者一覧 ✳✳

●監修

玉井　浩　　　　大阪医科薬科大学小児科　名誉教授

●編集

日本ダウン症療育研究会摂食指導ワーキンググループ

●執筆（50音順）

石上志保　　　　東京逓信病院小児科

小野正恵　　　　よつばみらいクリニック，東京逓信病院小児科

河合めぐみ　　　岐阜地域児童発達支援センター組合ポッポの家

髙橋　茜　　　　児童発達支援・放課後等デイサービスほわほわ

高橋由美　　　　東京逓信病院栄養管理室

田村理奈　　　　南和病院リハビリテーション科

中川由紀子　　　大阪医科薬科大学LDセンタータンポポ教室

吉田くすほみ　　ダウン症研究所

# ダウン症のある子どもの離乳食から食事へ

## ―食べる機能を育てるために―

# 1 食べる機能を知るための実習

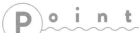

⇨ 離乳食期の目標は，私たちと同じように食べられる口の基礎を育てることです．

　生後6か月頃，母乳やミルクだけで栄養を摂っていた赤ちゃんが，いよいよ食事を始めます．とはいえ，私たちと同じように食べることができるようになるのは，まだまだずっと先のこと．母乳やミルクを飲むときの口の動きと，スプーンから取り込んで食べる動きは全く異なるため，赤ちゃんにとって「食べること」はとても難しい行為なのです．本章では，赤ちゃんにとってとても難しい，「私たちの食べ方」を確認したいと思います．

## ① どうして大人の食べ方を確認するのでしょう？

　離乳食の目的は "私たちと同じように食べる" 練習をすることです．最初から同じように食べることができないため，そのまま飲み込めるドロドロのペースト食から始め，徐々に形のあるものへ，硬いものへと進めていきます．

　私たちが食べ物をどんなふうに口に入れているのか，口の中に入った食べ物をどのように喉に送り込んでいるのか，そのまま飲み込めないものはどのように飲み込みやすい形状に変えていくのか，それぞれの段階で，唇や舌，顎，頬はどのように動いているのか ── 普段，全く意識することはありませんが，それらを知ることで，離乳食のときにどんなふうにスプーンを口に入れたらよいのかなど，お子さんが食べ方を学んでいくための介助のヒントがみつかるはずです．また，自分の食べ方を知ったうえで，お子さんの食べ方を観察したり，真似してみたりすると，お子さんにとって何が難しいのかを理解することにもつながります．

## ② 食べて確認してみましょう！

　では，早速，以下の用具，食べ物を準備し，実際に食べながら確認してみましょう．

❋ 準備するもの ❋
①鏡（食べている自分の顔をみるためのもの）
②食具（スプーン，コップ，ストロー）
③食べ物（ヨーグルト，おせんべい）／飲み物（水，お茶など）

## ⓐ ヨーグルト（離乳食初期：ペースト食をスプーンで食べる）

① ヨーグルトをスプーンですくいます．

② 口に運びましょう．
　・スプーンを持つ手が口に近づくと，からだはどうなりましたか？
　・口はどのタイミングで開きましたか？

③ スプーンを口に入れましょう．
　・スプーンはどこに当たっていますか？
　・口の中のスプーンは，どのような状態ですか？
　・舌はどこにありますか？

④ スプーンを抜きましょう．
　・スプーンを抜くとき，唇はどういう状態でしたか？
　・スプーンの上にヨーグルトは残っていますか？
　・取り込まれたヨーグルトは，口の中のどの位置にありますか？

⑤ 飲み込みましょう．
　・舌はどこにくっついていますか？　どんな動きをしていますか？

　私たちは，スプーンが口に近づくと同時にからだを前方に少し倒し，口を開きます．スプーンが口に入ると上下の唇を閉じ，しっかりスプーンを挟みます．このとき，ほんの少しスプーンの先が舌に触れている方がいらっしゃるかもしれませんが，べったりと舌の上にスプーンを乗せている方は少ないのではないでしょうか．そして，唇を閉じたままスプーンを抜き，上唇でヨーグルトを擦り取ります．

　口の前方に落とされたヨーグルトは，口蓋（口の天井）に押し当てられた舌の動きに伴って前方から後方へと移動し，喉に送り込まれます．ごくんと飲み込むとき，肺につながる気管は声帯と喉頭蓋で，鼻に通じる道は軟口蓋垂で閉じられており，口の中は真空状態になります（図1）．

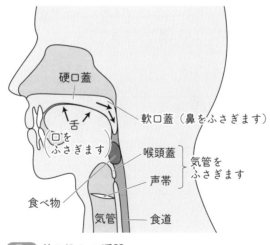

**図1** 飲み込みの瞬間

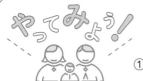

## よくある子どもたちの食べ方①

①ヨーグルトをすくったスプーンを舌の
　上に置き，口を閉じます（図2）．
②舌と口蓋でスプーンを挟み，そのままスプーンを抜きます．
　➡ スプーンが前歯に引っかかりませんか？
　➡ 口唇でヨーグルトをすべて擦り取れましたか？
　➡ 口の中のヨーグルトの位置は，普段より少し奥にあるよ
　　うな気がしませんか？

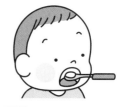

図2 スプーンを舌の上
に置いてしまう

　赤ちゃんは唇を使うことに慣れていないため，母乳やミルクを飲むときの乳首のように，スプーンを舌の上に置き，口の奥に引き込もうとします．離乳食の初期は，唇を使うことを練習する大切な時期です．唇で「あむっ」とスプーンを捉えやすいように介助の練習をしましょう．また，飲み込むとき，舌を口蓋に押しつけることができず，前方に出すことがあります（乳児嚥下）．舌の力がついてくると徐々におさまってきますが，それまで，下唇や顎を支える介助を続けてみてください（「**4. 離乳食・食事の進め方**」図6，p.22参照）．

### b おせんべい（離乳食後期以降：固形物をかじり取って食べる）

※赤ちゃんせんべいがなければ，一般の柔らかいおせんべいでかまいません．
①手で持ち，口に運びましょう．
②一口分，前歯でかじり取ります．
　・唇はどうなっていますか？
　・おせんべいの欠片はこぼれましたか？
③かじり取ったおせんべいを咀嚼します．
　・舌はどんなふうに動いていますか？
　・唇は開いていますか？　閉じていますか？
　・顎，頬はどのように動いていますか？
④口を開けておせんべいの様子をみてみましょう．
　・噛み砕かれたおせんべいはどんな様子ですか？
⑤十分に咀嚼できたら，飲み込みましょう．
　・舌はどこにくっついていますか？　どんな動きをしていますか？

　スプーンで食べるヨーグルトとは異なり，おせんべいは口に入ると同時に上下の歯で，かじり取られます．このとき，唇はおせんべいの欠片がこぼれないよう，しっかり閉じようとしたり，内側に巻き込むように動いたりします．
　おせんべいは，舌先で左右どちらかの臼歯の上に運ばれ，そのまま咀嚼されます．そして，舌の上

に落とされ，唾液と混ざり合わされながら再び舌で臼歯の上に乗せられます．この動きを繰り返しながら咀嚼され，徐々にドロドロとした飲み込みやすい形状に変化していくのです．

咀嚼中，私たちの唇はしっかり閉じられ，顎は食べ物を運ぶ舌の動きと同期して回旋するように動きます．同時に，食べ物が歯列の外側（頬と歯茎の間）に落ちないよう，頬にも内側に押すような力が入ります．

飲み込むときの動きは，ヨーグルトと同じです．前方から後方へと舌を口蓋に押しつけながらドロドロになったおせんべいを運び，喉へと送り込みます．

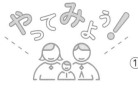 **よくある子どもたちの食べ方②**

①手に持ったおせんべいを口に入れ，舌の中央付近に置きます．
※無理に口の奥に入れないようご注意ください！
②前歯で挟むと同時に，手でおせんべいを下に引っ張り，割り入れます．
③舌で左右どちらかの臼歯に運びます．
　➡舌の上に置いたおせんべいは，前歯でかじり取りやすいですか？
　➡口の中のおせんべいは，舌で臼歯に乗せられましたか？

スプーンを舌の上に置いて食べることに慣れている子どもたちは，おせんべいなどかじり取って食べるものも，まず舌の上に乗せようとします．舌の上に乗ったおせんべいは，その時点で舌の中央より奥まで入っていることが多く，臼歯に移動させるのは簡単ではありません．舌だけで食べ物を移動させるのが難しい場合，口の中に指を入れ，指で食べ物を臼歯の上に移動させようとすることがあります（図3）．

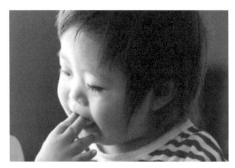

**図3** 指でおせんべいの位置を調整している

## ⓒ 水分：コップで飲む

①コップを口に当てます.

　・コップの縁はどこについていますか？

②少量の水を口に入れてコップを外します（まだ飲み込まないで！）.

　・水はどこにありますか？

③飲み込みましょう.

　・舌はどのように動きましたか？　どんな動きをしていますか？

　私たちはコップの縁を下唇の上に乗せ，同時に上唇を降ろして上下の唇でコップを挟みます．自分にとってちょうどよい水分量を唇の感覚で推し量りながら口に入れ，前方から後方へと舌を口蓋に押しつけながら喉に送り込みます．飲み込むタイミングや量は，おもに舌の運動でコントロールしています.

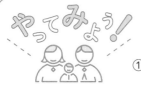

## よくある子どもたちの飲み方①

①大きめのコップを口角いっぱいに差し込みます.

　コップの縁は下の前歯や，差し出された舌先の上に乗っています.

　上唇は水面につかず，開いた状態です.

②そのままほんの少しだけ飲んでみましょう.

　※コップを傾けると水分が一気に流れ込みます．ご注意ください！

　舌の上にコップを乗せようとするのは，唇でコップの縁を挟むことが難しいためだと考えられます．唇で挟めないため，顎でコップを挟もうとして，結果的に噛んでしまうお子さんもたくさんいらっしゃいます.

　水分を飲むときも，唇は重要な役割を担います．下唇を支える介助をしながら食べたり飲んだりする練習をすることで，コップでも上手に飲めるようになっていきます（図4）.

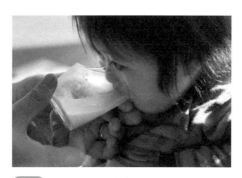

**図4** コップの介助法

## d ストローで飲む

①ストローを唇で挟みます.

・口に入っているのはどのくらいの長さですか?

②水を吸い上げます.

・口のどこを使って吸っていますか?

③飲み込みましょう.

・舌はどこにくっついていますか?　どんな動きをしていますか?

　私たちは,ストローの先をほんの少しだけ,上下の唇で挟んでいます.ほとんど挟まず,上下の唇の間に当てるだけで飲むこともできます.唇を使って吸い上げ,口に入ってきた水分はコップのときと同じように舌で運んで飲み込みます.

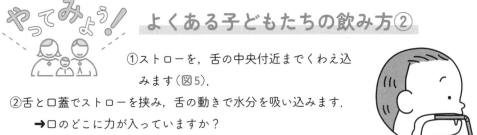

**やってみよう!　よくある子どもたちの飲み方②**

①ストローを,舌の中央付近までくわえ込みます(図5).

②舌と口蓋でストローを挟み,舌の動きで水分を吸い込みます.

　➡口のどこに力が入っていますか?

　➡ストローから流れ出る水分を,口の中のどの辺りで感じましたか?

**図5 ストローの位置**

　ストローを唇だけで挟んで飲むのは,小さなお子さんにとってはとても難しいことです.哺乳瓶で飲んでいるときのようにストローを口の奥に引き込み,舌を前後させて吸う様子がみられます.コップの縁を上下の唇で挟んで飲めるようになると,ストローを唇で挟んで飲むことも上手になっていきます.

＊　＊　＊

　いかがでしたか?

　無意識に日々繰り返している行為ですが,一つひとつの動きを感じたり確認したりしてみて,いろいろなことに気づかれたのではないでしょうか.お子さんの口はまだまだ発達途上です.私たちと同じように食べられなくて当たり前.安全に,美味しく食べる口を育てるために,観察することから始めてみてください!

(石上志保)

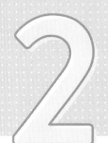

# 2 ダウン症のある子どもの特徴

## Point

⇨ 小柄で筋緊張低下が特徴.

⇨ 精神運動発達と合併症については個人差が大.

⇨ 遺伝的要素を考えずにダウン症だからと一括りにしないようにしましょう.

## ① からだの特徴

顔つき, 体形, 筋緊張低下に特徴があります. いずれも摂食や言語発達に影響しますから, 特徴を知ったうえで対応しましょう.

### ⓐ 顔面の特徴

顔は, 丸みを帯びて, 鼻や目, 口に特徴があるため平坦な印象を持たれますが, 両親にも似ていますので, 特徴のすべてがダウン症によるものではありません.

逆さまつげ(睫毛内反)が著しいと, 常に角膜を刺激するために, また構造的に鼻涙管が狭いために, 涙や目やに(眼脂)もよくみられます. 充血もなく, 目やにも少量なら抗菌薬の点眼は不要です.

しばしば舌が口の外に出ていることがありますが, 筋の緊張度が低いためだけでなく, 相対的に口の中が狭いためでもあります. 舌そのものが大きいことはあまりありません. 感覚遊びともいえる癖で, 自分の舌をもてあそぶこともよくみられます. 舌を口から外に出そうとする動きが強いと, 歯並びも変わります. やめさせようとしても難しいことが多く, あまり気にせず, いろいろなことに興味を向かせるほうが有効です.

唇を舐める癖がよくみられ, 乾燥する時期は亀裂が入ってしまうとなかなか治りません. そうなる前に, ワセリンなどをこまめに塗ることはとても有効です.

### ⓑ 体形の特徴

身長が低いだけでなく, 四肢, 手足の指も短い傾向にあります. 腹部の筋も弱いので, 腹部全体がふくらんでいる体形になります.

頭囲も小さく, 特に後頭部が平らで, 頭部の前後径が短い傾向にあります. また全身の筋発達が弱く, 後頸部および背部の筋力が不十分なために重い頭部を支えにくく, どうしても背を丸めて前かがみになり, 歩行時の視線は足元に向いてしまいます.

大部分のお子さんは外反扁平足であり, 歩き始めてからは足底板(インソール)を使用するほうが

望ましいと判断されることが多いです.

## c 筋緊張低下

筋緊張低下は特に低年齢で目立ちますが, 先天性の筋疾患ではありませんので, 運動量の増加に伴い筋発達が進むと目立たなくなります. 少年期, 青年期にはバタフライで上手に泳げる方, 腹筋が割れている方などにときどき出会います. 日々の訓練が大切です. 一方で筋緊張低下の程度が強いお子さんでは, お座りが完成する時期が大変遅れますので, お座りを指標に考えて離乳食の開始が遅くなり過ぎないように注意します.

関節を守る靱帯が緩い傾向がありますので, 個人差を考慮して, 運動負荷のかけ方には注意します. また, 頸椎が不安定なお子さんでは, 頭部の強い前屈や後屈に注意し, でんぐり返しをさせないようにします. 足の関節が緩ければハイカット靴を使用しますし, 重度の関節脱臼があれば, 本格的な装具を使用します. これらの判断は, ダウン症の総合診療を担っている医師か, 小児に詳しい整形外科医に相談しましょう.

## d 感染・免疫

保育所など集団生活に入れば, 感染症の頻度が高まるのは当然で, これはダウン症のあるお子さんばかりではありません. かぜが治りにくい, 重症化しやすいという傾向は, ダウン症のあるお子さんの免疫が若干低めであるほか, 鼻や喉の特徴的な構造, 筋力不足による痰の出しづらさ, その他の合併症などによるものです. なお, 喉頭軟化症などのあるお子さんではかぜをひいたときに呼吸困難になることがあるので要注意です. 年齢が上がると, このような傾向も薄れてしまいます.

RSウイルスに感染すると, 低年齢では重症化することがあるため, 2歳まではモノクローナル抗体(一般名:パリビズマブ)を流行期に月1回注射して感染および重症化の予防を行っています.

## ② 発育・発達の特徴

### a 身体発育

出生時の体重は2,500 g未満(低出生体重児)の頻度が高く, 出生当初は哺乳力が弱いことも多いのですが, 多くは自然軽快します. 胃管の長期留置や胃瘻を作ることは極めてまれです. 肥満の心配は学童期以降でよいと考えます. 乳幼児期は体重増加不良が問題で, 成長期は十分な栄養をバランスよく摂ることが大切です.

座位が完全に安定しなくても, 食事の際の姿勢を補助して生後6か月から離乳を開始します. 歯の生え方や口腔機能にあわせて食形態を工夫し, 栄養摂取量を確保しましょう.

ダウン症のあるお子さんの身長の伸びは, 一般児の標準成長曲線のおよそ−2 SD, また体重は−1 SDラインに近いといえます. 「**付録1. ダウン症のある子どもの成長曲線**」(p.84)のように, ダウン症のあるお子さん専用の成長曲線を用いて判断すべきです. それでもとりわけ小柄で, しかも1年間の伸びが5 cm以下と少ないときは, 担当医と相談し成長ホルモン等の検査をするのもよいでしょう. ただし, 成長ホルモンの分泌不全が確認されるお子さんはわずかです.

頭囲は一般児の成長曲線の−3 SDラインと小さく, かつ前後径が短いことが特徴です.

## b 運動発達

　首のすわりも，お座りもゆっくりですが，首がすわる前に寝返りしてしまうお子さんも多いので，ベッドからの転落などに注意が必要です．からだが柔らかいので，重い頭を床面につけたまま強くのけぞるため，わずかな動きで寝返ることが可能です．

　歩き始めは平均的に2歳頃と，一般児に比べ約1年遅れます．全身の筋発達が不十分な段階で無理に立たせると，膝の屈曲をコントロールできず，また足裏全体で体重を支えることができず，親指側に重心がかかる外反状態になり，さらに下肢を過伸展したまま突っ張って立つ癖がついてしまいます．過伸展とは，膝が本来の前方に曲がるのでなく，後方に凸となるような姿勢になるということです．これでは，将来的にも理想的な美しい姿勢で歩くことが難しくなります．

　全身の筋発達を促すことは，咀嚼の力や口周囲の働きとも連動し，滑舌よく話すことともつながりますので，基本的な運動訓練を遊びに取り入れながら継続しましょう．

## c 精神発達

　低年齢では言語での応答を求めることはできないので，発達指数（DQ）を算定します．ダウン症のあるお子さんの知能指数（IQ）は35～50が多いのですが，言語能力に左右され聴覚障害の程度と自閉傾向の有無が大きく影響します．

　自閉スペクトラム症の合併は頻度が高く，知的障害に対処するのみでは二次障害が生じやすいので，家族の理解と受容を考えながら，適切な時期に対応方法を含めたアドバイスを行います．注意欠如・多動症（ADHD）では事故の危険性も高いので，まめに行動を観察しましょう．

# ③ 合併症

　おもに手術や薬物治療を要する合併症を表1にまとめました．

## a 循環器

　先天性心疾患はダウン症のあるお子さんの過半数にみられ，頻度の高い順に，心室中隔欠損症，房室中隔欠損症，動脈管開存症，心房中隔欠損症，ファロー四徴症とされます．体重増加が悪く，療育の運動程度でも負担が大きいようであれば心不全の程度が重いことを示しており，早期に手術となります．心臓の手術成績は近年とてもよくなっており，術後心不全が改善されると，運動発達も促進されます．

## b 消化器

　消化管のどこかに閉鎖があれば，早急に手術が行われます．ヒルシュスプルング病の術後は，排便習慣が自立するまで，数年にわたり浣腸が必要です．

　歩行前は便秘が高頻度にみられますが，運動量と食事量の増加，筋力アップに伴い，自然軽快していきます．水分摂取不足や，炭水化物に偏り食物繊維の摂取が少ないことも影響します．便秘薬，浣腸などを適宜使い分けます．

**表1** 頻度の高い合併症

| 領域 | 代表的病名 |
|---|---|
| 循環器 | 先天性心疾患（各種） |
| 消化器 | 十二指腸閉鎖，鎖肛，ヒルシュスプルング病 |
| 呼吸器 | 喉頭軟化症，気道軟化症，睡眠時無呼吸症候群（SAS） |
| 血液 | 一過性骨髄異常増殖症（TAM），白血病 |
| 神経 | てんかん（特に点頭てんかん） |
| 内分泌 | 甲状腺機能低下症（しばしば橋本病），甲状腺機能亢進症（バセドウ病） |
| 耳鼻科 | 聴覚障害，滲出性中耳炎 |
| 眼科 | 遠視，乱視，斜視，白内障 |
| 整形外科 | 環軸椎亜脱臼，漏斗胸，脊椎側彎症 |
| 泌尿器 | 停留精巣，尿道下裂，真性包茎 |
| 皮膚 | 脱毛 |
| 形成 | 口唇裂，口蓋裂，口唇口蓋裂，多指（趾）症，合指（趾）症，臍ヘルニア，副耳 |

## c 血液

　新生児期にみられる一過性骨髄異常増殖症（TAM）とよばれる前白血病状態は，ダウン症のあるお子さん全体の1割程度にみられます．無治療で自然軽快する例から，臓器障害のために早期死亡する例まで臨床像には幅があります．TAMを経験した方の20％は，およそ4歳までに白血病を発症しますので，数年間は何度も採血を行い，しっかり経過観察する必要があります．

## d 内分泌

　甲状腺機能亢進症に比べ，甲状腺機能低下症が多くみられます．甲状腺ホルモンは，成長期には特に重要ですので，臨床症状が出ていなくても，甲状腺刺激ホルモン（TSH）などを指標に，不足と判断されれば補います．自己抗体が高く，バセドウ病（機能亢進）や橋本病（機能低下）になっていることもよくあり，早期発見のためには定期的なチェックが必要です．

## e 神経

　てんかん発症率は5～10％程度ですが，1歳以下で点頭てんかん（ウエスト症候群）で発見されることが多いです．点頭とは，うなずくことです．急に頭がガクッとうなだれるような動作や，ビクッとする大きく不自然な動きが特徴的で，しかも5～10秒のシリーズ形成をします．治療開始が早いほど予後がよいので，動きがおかしいと感じたら，すぐ受診しましょう．できれば動画を記録して医師にみせると大変役立ちます．脳波が特徴的で，副腎皮質刺激ホルモン療法が最も有効です．

## f 耳鼻科

　ダウン症のあるお子さんの外耳道は狭く，鼓膜の観察が難しいので，耳鼻科医の診察が必要です．

新生児聴覚スクリーニング（自動聴性脳幹反応：AABR）では，日常生活で問題にならないと考えられる35 dB程度の音を基準に検査しています．当初検査をパスできなくても，何度か精査をしているうちに，聴覚が良好になってくる場合があります．聴覚障害が片側なら，通常，補聴器は不要です．滲出性中耳炎の難治例では鼓膜にチューブを留置します．

## g 眼科

視野の中心部分の白内障は早期発見が重要です．特に，「感受性期」（視力が育つ時期：生後から1歳半がピーク）に網膜に十分な光刺激が入らないと視力が育ちません．一般のお子さんの感受性期（8〜10歳頃まで）に比べ，ダウン症のあるお子さんではこの期間が長いとされますので，あきらめずにしっかり指導，対応することが大切です．

遠視や乱視が高率にみられ，眼鏡が必要です．当初は嫌がってつけられないことも多いのですが，短時間から始めて装着時間を次第に延ばします．装着効果をお子さん自身が気づくと，そこからは装着が容易になります．

## h 整形外科

外反扁平足の頻度が非常に高く，歩行開始後は足底板（インソール）を使用することが多いです．股関節や膝関節に脱臼があると，歩行開始が著しく遅れます．ダウン症のあるお子さんの平均的発達から遅れるようであれば，専門医のチェックが必要です．

環軸椎亜脱臼は歩行開始頃から，X線で確認します．亜脱臼傾向がある場合は前転運動などを制限し，症状もある場合は手術を検討します．

## i 歯科

歯の生え始めが遅く，順序も一定しません．ところどころに，待っても出てこない歯（欠如歯）がみられます．数か所に留まるレベルですので，大きな問題にはなりません．前歯ではかじり取りに影響が出ますし，臼歯が上下しっかりかみ合わないと，咀嚼が十分できません．

歯ぎしりは感覚遊びのようなもので，よくみられますが，やめさせるよい方法があまりありません．定期的な歯科受診により，歯みがきの方法やむし歯のチェックを受けてください．

## j 皮膚

末梢循環が悪い傾向があり，特に冬場はしもやけ（凍瘡）になることがめずらしくありません．年間を通して素足で過ごさせている保育所では，ダウン症のあるお子さんのみがしもやけを作っていることがありますので，気候によって柔軟に対応し，保温を優先させることも必要です．

脱毛は自己免疫機序により生じる場合は，各種の治療に抵抗することもあります．

（小野正恵）

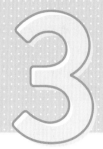

# 3 食事の際の座らせ方，椅子の準備

## Point

⇨ 安全に食べるためには，姿勢が安定していることが大切です．

⇨ 運動発達，姿勢の発達に応じた椅子を選びましょう．

　お子さんが食べる力を十分に発揮するためには，からだや運動発達にあった食べる姿勢を作ることが大事です．ダウン症のあるお子さんは，低緊張のため姿勢を安定させることが難しく，左右に倒れかかったり，バランスをとるために反り返ってしまったりすることがあります．本章では，椅子の選び方や，姿勢を安定させる工夫について紹介します．お子さんの育ちや，ご家族の生活空間にあわせ，心地よく食べる環境を考えてみましょう．

## ① 食べる姿勢と椅子

### a お座りができるまで

　お子さんそれぞれのからだの特徴や運動発達により，からだが安定する食事姿勢はさまざまです．お座りができない時期には，抱っこ座位が安定し落ち着いて食べられるお子さんもいますが，そうでないお子さんもいます．介助する大人の身体的負担も考慮し，お互いが楽で，食べやすい姿勢をみつけましょう．

#### 1) 抱っこ

　抱っこ座位では，お子さんだけでなく，大人の姿勢が安定していることも大切です．まず，後ろにもたれることができるなど，楽に座っていられる場所を選びましょう．

　お子さんの首がすわってない場合は，頭が後ろに倒れ込まず，また，前にうつむきすぎないように，大人の腕で支え，コントロールする必要があります．腕にタオルを巻いたり，クッションを挟んだりするなど，お子さんの頭が安定するよう工夫してみてください（図1）．

　また，離乳食では，食べているときの口を観察することが大切です．抱っこでは口がよくみえず，観察や介助が難しい場合は，次に紹介するような椅子に座らせ，正面から介助してみてください．

#### 2) リクライニングの椅子座位

##### ①ハイローチェア（図2）

　新生児期からお昼寝の寝かしつけに使うことができる椅子です．フラットな状態からお座りに近い状態まで数段階のリクライニング位置があり，さまざまな用途で使うことができます．離乳食を食べるときは，お子さんのからだが左右に傾かず，姿勢が崩れない角度を選びましょう．不安定な場合は，

からだの左右に丸めたバスタオルなどをつめ，からだを固定してあげてください．

②バウンサー（図3）

　ハイローチェアと同じように傾斜がついた椅子で，上下に揺らすことができます．リクライニング角度が固定されているものと，2〜3段階切り替えることができるものがありますが，離乳食を食べるときに使う場合は，リクライニングの切り替えができるもののほうが便利です．座面の高さを変えることはできないので，大人は床に座って介助します．

### ⓑ お座りができるようになったら

　自分の力でお座りができるようになったら，次のような椅子を用意します．

1) ハイチェア・ローチェア（図4, 5）

　食卓の高さにあわせた子ども用椅子です．食事用のテーブルの高さによって，どちらかを選びます．いずれの場合も，足裏が足台や床にしっかりつくことが大切です．食事中，左右にからだが倒れる場

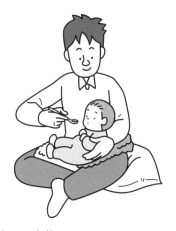

図1 抱っこ座位

お子さんのからだの大きさ，大人の体格によって，クッションやタオルの位置，大きさを調整してください

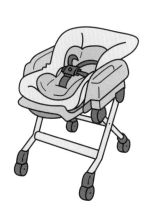

図2 ハイローチェア

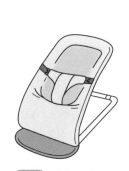

図3 バウンサー

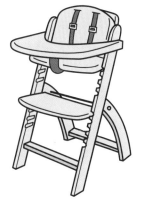

図4 ハイチェア

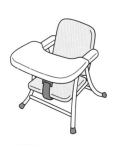

図5 ローチェア

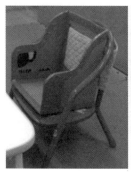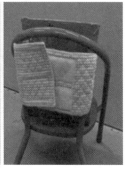

**図6 座位補助具**

〔大阪医科薬科大学LDセンターより〕

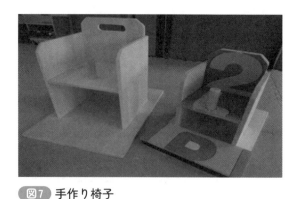

**図7 手作り椅子**

〔岐阜地域児童発達支援センター組合　ポッポの家より〕

合は，タオルやクッションをつめたり，図6のような座位補助具を作って置いたりすると，姿勢が安定します．お尻がずり落ちる場合は，座面に滑り止めシートを置いてみてください．

椅子からの落下事故は少なくありません．ベルトは正しくつけ，目を離さないようにしましょう．

2）手作り椅子

からだにあわせて作るローチェアも選択肢の一つです（図7）．姿勢保持のため，背もたれだけでなく左右にも板を立てる，座面に前滑り防止のポールをつける，足で床を蹴って後ろに倒れないよう椅子に足台をつけるなど，さまざまに工夫することができます．牛乳パックで作ることもできますので，お子さんへのプレゼントとして作ってみてはいかがでしょう（図8）．

## ② 机と椅子の関係と座り方

食べやすさには，使用する椅子の種類だけでなく，座り方や，椅子と机の高さのバランスなども関係します．リクライニング椅子を卒業し，自分で座るようになったら，次の点を確認してみましょう．

①机は，ちょうど肘がのるくらいの高さにしましょう．

➡机が高すぎても低すぎても食べにくく，姿勢が崩れる原因になります．また，手づかみ食べや食具を持って自食するときには，からだを支える側の肘がついていると安定します．

②机とお腹の間はこぶし一つ分あけましょう．

➡近すぎると，食べ物を口に入れるときの前傾姿勢がとりづらくなります．

③後ろにもたれすぎないようにしましょう．

➡後ろにもたれかかったり，前後に揺れたりする場合は，背もたれと腰の間にタオルを挟むなどして安定させます．

④足の裏を床や足台にしっかり置きましょう（図9）．

➡足裏を床や足置きにつけることで，押しつぶしや咀嚼の動きが安定します．

足が床につかない場合は，雑誌などを重ねて足台を作ると便利です．

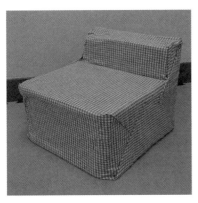

図8 牛乳パックなどを利用した
手作り椅子
〔大阪医科薬科大学LDセンターより〕

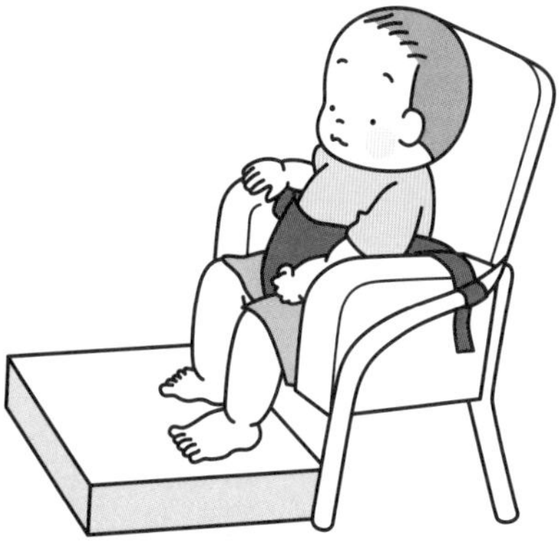

図9 椅子の座り方

## ③ その他の食事環境

　小さなお子さんは，食べ物をこぼしたり，からだにつけたりして，汚しながら食べる機能を育てます．汚れるのは当たり前！と割り切り，床に新聞やマットなどを敷いておきましょう．

　周囲の環境が気になって食べることに集中できない場合は，食べる場所を変えたり，テレビや音楽など集中しにくいものを消してみましょう．コミュニケーションの場として，食事を通したやりとりを楽しんでください．

　食べこぼしを受けるための立体的な食事用エプロンは，お子さんの手や食具の動きを邪魔してしまうことがあります．また，首のつまった窮屈なものは，頭や首の動きを制限し，飲み込みにくさにつながることもあります．からだを十分に使って食べ物を口に運び，安全に食べられるように，エプロンを見直してみましょう．

（髙橋　茜）

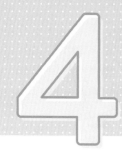

# 離乳食・食事の進め方

**P o i n t**

⇨ 月齢ではなく食べる機能の発達を基準にステップアップします.

⇨ 唇の動き, 舌の動きを観察しましょう.

　母乳やミルクを飲んでいた赤ちゃんが, 食べる世界を知り, 食べる機能を育てていく離乳食. 赤ちゃんにとって未知の感覚との出会いです. ここでは, その長い道のりを, からだや口の発達, 食形態の変化などとともにみていきましょう.

## ① 哺乳期

生後すぐから離乳食を始めるまで, 母乳やミルクのみで栄養をとる時期です.

### ⓐ からだの発達

　生まれてからしばらくは重力に抵抗してからだの一部をあげることが難しく, 寝かされたままの姿勢で手足を少し動かしています. 抱っこされること, からだを触られること, また, 手に触れたものを握ったりすることでさまざまな感覚が育ち, 自分のからだの形や大きさ, 動きを知っていきます.

　うつ伏せの状態で頭をあげたり, 仰向けの状態から起こされると頭がついてくるようになったり, 縦抱きにして頭がぐらつかないようになるのが「首がすわった（定頸）」状態です. ダウン症のあるお子さんは, この時期が少しゆっくりやってきます. それまでは, 頭をしっかり支え, 安定させてあげてください.

### ⓑ 口の発達

#### 1）歯

　歯はまだ生えていません.

#### 2）唇

　口の周りに何かが触れるとパクッとくわえたり, 口に入ったものをチュッチュッと吸うような反射があります（吸啜反射）. 哺乳中は大きく外側に開き, おっぱいや哺乳瓶の乳首周囲に密着しています（図1）.

#### 3）舌

　前後に小さく動きます. 舌を前方に突き出して喉の空間を開け, ミルクや母乳を流し込むように飲みます（乳児嚥下）.

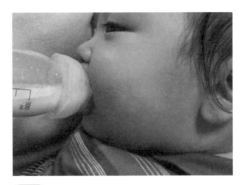

**図1** 哺乳時の唇の形

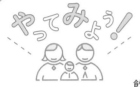

## 赤ちゃんの口を覗いてみましょう！

　赤ちゃんの口の中は私たちとは少し異なり，おっぱいや哺乳瓶から飲みやすいような形状になっています．ちょっと覗いてみましょう．

　口の天井（口蓋）には，ぽこっと凹んだくぼみ（吸啜窩<ruby>きゅうてつか</ruby>）があり（図2），赤ちゃんはここに乳首を引き込んで母乳やミルクを飲みます．一般的に，舌を口蓋に押しつけて飲み込む動きが上手になってくると，このくぼみは少しずつ浅くなっていきますが，ダウン症のあるお子さんには，大きくなってもくぼみが残っていることがあります．舌を口蓋に押しつける力が弱いことが，その理由の一つと考えられます．

　また，ほっぺの内側には，ぷっくりとした脂肪のふくらみ（ビシャの脂肪床<ruby>しぼうしょう</ruby>）があります．このふくらみによって中の空間はとても狭く，乳首をくわえると口の中は隙間なくいっぱいになります．そのため，ほんの少しの舌や顎，頬の動きによって，母乳やミルクが溢れ出るのです．

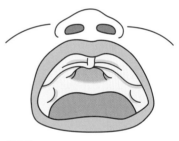

**図2** 口蓋のくぼみ（吸啜窩）

## Ⓒⓞⓛⓤⓜⓝ 「それぞれの食事」

　口から飲むこと，スプーンで食べることだけが食事ではありません．さまざまな理由で鼻から胃まで入れたチューブや，お腹に開けた穴から飲んだり食べたりしているお子さんもいらっしゃいます（経管栄養）．チューブから注入するのも大切な食事の時間です．注入する準備ができたら，ミルクや母乳のにおいを嗅がせてあげたり，少し唇につけてあげたりして，食事の時間が始まることを知らせてあげてください．そして，口の機能を育てるために，口の周囲や中をマッサージしたり，優しく触ったりしてあげましょう．お子さん自身の指で，唇などに触れさせてあげるのもよいですね．そのほかに，どのような対応がよいか，主治医にご確認ください．

## ② 離乳食初期

ミルクや母乳以外のものを口にする，初めての食経験です．不思議そうな顔をしたり，嫌がるようなそぶりをみせたりするお子さんもいらっしゃるでしょう．上手に食べられないのは当然のこと．まずはスプーンや新しい食べ物に慣れることから始めましょう！

> **目標** ✱
> ○ スプーンや，さまざまな味の食べ物に慣れる
> ○ 唇でスプーンを挟み，食べ物を取り込む
> ○ 唇を閉じて飲み込む

> **回数** ✱
> 1日1〜2回
> 1回から始め，1〜2か月ほど経過して定着してきたら2回に増やす

> **食形態（図3）** ✱
> ご　飯：10倍粥
> おかず：トロトロのペースト状

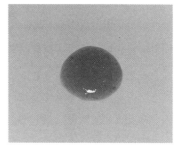

**図3** 離乳食初期の食形態

　トロトロのペースト食を，口を閉じて「ごっくん」と飲み込むことができるようになってきたら，少しずつ水分を減らし，完全なペーストから，少し粒々を残した形態へと進めてみます．また，さまざまな味や食感に慣れるために，少しずつ食材を広げてみてください．

### ⓐ からだの発達

　少しずつからだがしっかりしてきます．寝返りを始めることもありますが，まだ自分の力でからだを支えて姿勢を安定させるのは難しい段階です．また，首がすわったと判断された後でも，座った姿勢で頭を支え続け，さらに，口を動かして食べるのはとても大変です．食事の時間はできるだけからだを安定させてあげてください（「**3．食事の際の座らせ方，椅子の準備**」p.14参照）．

### ⓑ 口の発達

1）歯

　ほとんどのお子さんで，まだ生えていません．

2）唇

　唇は開いていることが多く，あまり自分から使おうとはしません．スプーンを下唇に乗せるように

置き，上唇が降りてきたらスプーンを抜くようにすると，次第に唇を閉じてスプーンを挟むようになってきます．また，飲み込むとき，下唇を口の内側に入れ込むような動きが出てきます（図4）．この動きは，舌の力がついてくるとみられなくなります．

3）舌

　前後の動きが中心です．そのため，口に入った食べ物を舌で押し出すような動きになることもあります．口を閉じる介助をしていると，徐々に口蓋に舌を押し当てながら飲み込めるようになり，少しずつ前後の動きがおさまってきます．

　初期は，哺乳期と同様に口の中はまだまだ狭く，スプーンが入る隙間はあまりありません．無理に入れようとせず，スプーンの先端を口唇につけるくらいから始めましょう．

### C　介助のポイント

1）離乳食

　唇を使わせることを意識して介助します（図5，6）．

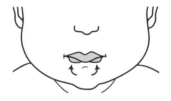

**図4** 飲み込み時の唇の形

下唇が内側に入り込む

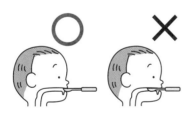

○下唇にスプーンを乗せる
×できるだけ舌の上に乗せない

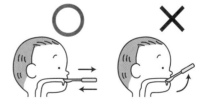

○スプーンはまっすぐ入れて，まっすぐ抜く
×上唇に擦りつけない

**図5** スプーンの使い方

2）水分

　離乳食より少し深さのあるスプーンを使います．

　ペースト食と同じように下唇を支えて，横向きにしたスプーンの縁を下唇の上に置きます（図7）．上唇が水面につくと同時にスプーンを外し，唇で取り込んだ数滴を飲み込ませます．スプーンを傾けて飲ませると，水が一気に喉に流れ込み，気管に侵入する恐れがあります．流し込むのはやめましょう．

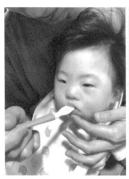 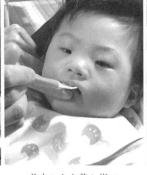 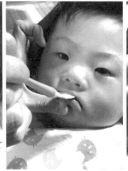 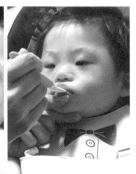

抱っこして背面から　　　前方から人差し指で　　　前方から親指で　　　下唇と顎を同時に支える

**図6　唇でスプーンを挟ませるための介助例**

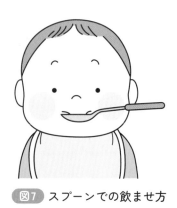

**図7　スプーンでの飲ませ方**

Column　「唇をたくさん使おう！」

　哺乳期と離乳食期の大きな違いの一つは，唇の使い方です．離乳食期以降，唇は，外側から入ってくる食べ物の温度や物性を感じ取りながら受け止め，内側からこぼれそうになる唾液や食べ物をせきとめる役割を担うようになります．こういった唇の感覚や機能は，生まれたときから備わっているものではなく，おもちゃや指を舐めたり，口を動かしたりしながら育てていくものです．自分から口に手を持っていくことが少ないお子さんもいらっしゃいますので，お子さんの手を持って口を触らせたり，からだと同じように口周りを優しくマッサージしたり，「ま」「ぱ」など唇を使う音を聞かせてあげたりしてみてください．

# ③ 離乳食中期

食べ物が口に入ったあと，閉じた唇をキュッキュッと横に引き伸ばし始めたら，離乳食中期の始まりです．舌を口蓋に押しつけることで，小さな柔らかい塊をつぶすことができるようになります．

**目　標** ✳
○ 唇でスプーンを挟み，食べ物を取り込む
○ 舌を口蓋に押し当て，食べ物をつぶして食べる

**回　数** ✳
1日2〜3回
1回の食事で食べる量が増えなくても，食べる練習，味覚の経験を重ねるため，食事回数を増やす

**食形態（図8）** ✳
ご　飯：7倍粥
おかず：2〜3mmのみじん切りサイズで，つまんだらすぐ崩れるくらいの柔らかさ．絹ごし豆腐くらいの硬さが目安

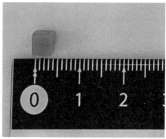

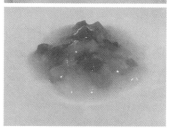

**図8　離乳食中期の食形態**
お粥と混ぜると食べやすい

## ⓐ からだの発達

寝返りや，ずり這いで移動することができるようになったり，少しずつ座った姿勢を保つことができるようになっていきます．

## ⓑ 口の発達

### 1）歯

前歯が生え始めます．上下2本ずつ生えてくることが多いですが，順序はお子さんそれぞれです．

### 2）唇

離乳食初期と同じように，スプーンを上下の唇で挟み，食べ物を取り込みます．食べ物をつぶしている間は，閉じられた唇が左右対称に横に引かれるように伸びます（図9）．

### 3）舌

上下に動くようになります．舌を口蓋に押しつけて，食べ物をつぶします．

### **c** 介助のポイント

**1）離乳食**

　初期ペースト食と同様に，しっかり唇を使うことを意識して介助します．スプーンを口の奥まで入れず，下唇の上に置くように気をつけてください．

> 口の周りがあまり汚れない場合，スプーンを口の奥まで入れ過ぎている可能性があります．最初は唇の力も機能も未熟なので，口周りは汚れて当たり前．汚しながら上手に食べるようになっていきます．唇を使わせるため，スプーンは浅く入れましょう．

　食べ物の粘度や粒の大きさによっては，舌を大きく前後させる様子がみられるようになることがあります．その場合は，食べ物を少し柔らかく調理し，小さく切ってあげてください．

**2）水分**

　スプーンで飲むのが上手になってきたら，コップで飲む練習をしましょう．スプーンと同じようにコップの縁を上下の唇で挟みます．下唇を大人の指で支えましょう（図10）．

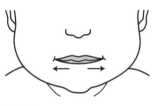

図9 押しつぶすときの唇の形

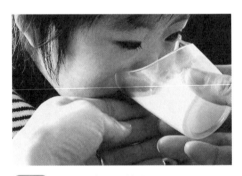

図10 コップ飲みの練習

**離乳食後期**

食べ物を舌で左右どちらかの歯茎の上に移動させ，歯茎でつぶし始めたら離乳食後期です．顎が左右片側に回旋するように動き始めます．

**目標** ＊

○ 唇でスプーンを挟み，食べ物を取り込む
○ さまざまな食べ物を舌で左右の歯茎に運び，咀嚼する

**回数** ＊

1日3回

**食形態（図11）** ＊

ご　飯：5倍粥
おかず：5 mm角程度で，柔らかいバナナくらいの硬さが目安

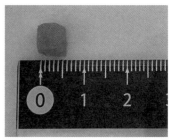
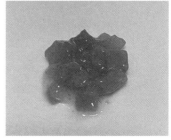

**図11** 離乳食後期の食形態

## ⓐ からだの発達

立ち上がったり歩いたりし始めるなど，全身の運動機能が発達し，食事のときの姿勢も安定してきます．

## ⓑ 口の発達

**1）歯**

おおむね上下の前歯が4本ずつ生えそろう頃です．

**2）唇**

これまで同様，唇でスプーンを挟んで取り込みます．咀嚼をし始めると，口角が左右どちらかに引かれるように動きます（図12）．

**3）舌**

上下だけでなく左右に動くようになり，歯茎や臼歯の上に食べ物を運びます．

## ⓒ 介助のポイント

**1）離乳食**

スプーンの入れ方は，初期・中期と同じです．唇を使って取り込めるよう，下唇の上にスプーンを置きます．自分で食べたがる場合は，さりげなく柄の部分を大人が持ち，スプーンやフォークを口の

25

奥に入れすぎたり，斜めに差し入れたりしないようコントロールしてあげてください．

　また，前歯でかじり取りをすると，食べ物の性質，硬さなどを前歯の根元で感じ取り，咀嚼運動を誘発するといわれています．柔らかく調理した根菜など，かじり取りしやすい形状のものを一品は出すようにしてみてください．ただし，自分の手で持って食べようとすると押し込んでしまうことが多いので，大人が手で持ち，一口量を調整してあげましょう．

## 2）水分

　コップで上手に飲めるようになってきたら，ストローの練習をします．ストローは前歯よりも奥に入れないようにして，上下の唇で挟ませます．

　口の奥まで引き込んでしまう場合は，ストローの先1～2 cmくらいのところを大人がつまみ，唇で挟ませるようにしてください（図13）．

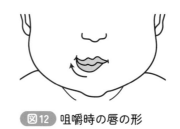

**図12** 咀嚼時の唇の形

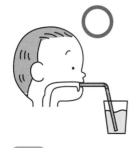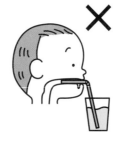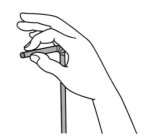

**図13** ストローでの飲み方

---

Ⓒⓞⓛⓤⓜⓝ　「歯科医にかかるのはいつから？」

　歯は生え始めたけれど，歯科医にはいつから行けばよいの？と，迷われる方もいらっしゃるのではないでしょうか．従来は，乳歯がある程度生えそろう1歳6か月くらいから通い始めるとよいといわれていましたが，最近は，口の中を触られることに慣れたり，仕上げ磨きの指導のために，"歯が生え始めたら一度行ってみましょう"といわれることも増えてきました．ダウン症のあるお子さんは，舌の動きの癖によって歯並びが崩れやすかったり，歯牙欠損があったりすることも少なくなく，歯の管理はとても重要です．歯が生える前に，安心して通える歯科が近くにないか情報を集めておくと安心ですね．

# ⑤ 離乳食完了期

　咀嚼が上手になり，柔らかめのハンバーグなどを噛んで食べることができるようになったら，いよいよ離乳食仕上げの完了期です．さまざまな食材をお子さんの食べる力に合わせて調理し，できるだけ前歯でかじり取って食べるように促してみてください．

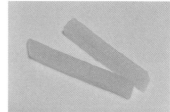

> **目標**　＊
> ○ 手づかみ食べ，かじり取りなどにより，自分の一口量を学ぶ
> ○ さまざまな食材やメニューを楽しむ
> ○ 十分に咀嚼する

> **食形態**（図14）　＊
> ご　飯：軟飯
> おかず：8〜10 mm角で，柔らかいハンバーグくらいの硬さが目安

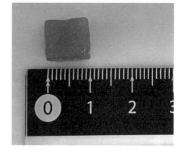

**図14** 離乳食完了期の食形態

## ⓐ からだの発達

　椅子に座ったり，立ち上がったりする動作がスムーズになり，よく歩くようになるなど，全身運動が活発になります．手を使う活動も少しずつ広がり，お子さんによっては自食への意識も高まってくる頃です．

## ⓑ 口の発達

### 1）歯

　上下の前歯4本ずつに加えて，第1乳臼歯，犬歯が生え始める頃です．噛み砕くことはできますが，葉物や肉，繊維の多いものをすりつぶして食べるのは困難です．

### 2）唇

　唇機能の発達に伴い，咀嚼中に食べ物をこぼさないように唇を上手に使うことができるようになってくるお子さんもいます．

### 3）舌

　食べ物を左右の臼歯に運ぶ舌の動きが円滑になり，持続的に咀嚼できるようになってきます．

## ⓒ 介助のポイント

　自食への意欲が高まってくることはとても嬉しい発達傾向ですが，まだまだ上肢の機能は未熟で，上手にスプーンを持ち，食べ物を口に運ぶことができません．そのため，口を皿に近づけようと姿勢が崩れたり，スプーンを口の奥に押し込んだりすることが増えてきます．大人の直接的な介助を拒む

ことが多い時期なので，からだが安定する椅子，持ちやすいスプーン，すくいやすい食器など，環境を整えていくようにします（「5．食具の選択と使い方」p.36参照）．

また，一口量を自分で調整するのはまだまだ難しい段階です．ちょうどよい大きさ，量を口に入れるように，あらかじめ食材に切れ込みを入れておいたり，さりげなく手伝ってあげたりしてください．

離乳食は完了の時期ですが，私たちと同じものを食べられるようになるまでには，まだまだ時間がかかります．食べ方をよく観察し，食材によって調理方法を工夫するなど，危険のないようにご留意ください．

「窒息に気をつけて！」

噛む力も，飲み込む力も弱い離乳食期．いつもは大丈夫でも，たった1回の不注意が大きな事故につながります．上手に食べているからと油断せず，以下の食材，食べさせ方にご留意ください．

### 危険な食材・形態

❶ ベタベタくっつくもの，モソモソするもの

　ご飯やパン，芋類など．一口量が多いとさらに危険．

❷ 噛み切りにくいもの・硬いもの

　イカ，タコ，蒟蒻，たくあん，干し芋，餅，肉類，ソーセージ，キノコ類，海苔，みかんの薄皮など．りんご，柿，梨やピーナッツなどの豆類も，噛み砕きづらく危険．

❸ 口の中をすべりやすいもの

　白玉団子，プチトマト，ぶどうなど丸いものや，飴，氷など．

❹ 吸い込んで食べるもの

　麺類や，小さいカップから直接食べるゼリーなど．

### 危険な食べさせ方

・立ち歩いたり，寝転んだりしたまま食べさせない．

・食べている途中で問いかけたり，笑わせたりしない．

・泣いているときに，口に食べ物を入れない．

・眠そうなときは，食事を切り上げる．

・口いっぱいに頬張らせない．

・口に食べ物が入っているときに，水分を飲ませない．

※ピーナッツや，あめ，グミなどは，一般の4歳児以上の摂食能力がないと危険とされています．

※日本小児科学会　こどもの生活環境改善委員会「食品による窒息　子どもを守るためにできること」（https://www.jpeds.or.jp/modules/guidelines/index.php?content_id=123）を参照ください．

# ⑥　幼児期から学齢期の食事

　完了食が食べられるようになったら，大人の食事を食べやすく切ったり，味付
幼児食に移行します．幼児食は一般的に5～6歳頃までの食事とされていますが，食べ
力がゆっくり育っているお子さんには，6歳以降もそれぞれの発達に合わせて柔らかく煮る，小さ
切るなどの工夫が必要です．

---

**目標**　　　　　　　　　　　　　※

○ スプーンやフォーク，箸を使って，自分で食べる

○ かきこまず，一口ずつ口に運ぶ

○ からだに合わせた椅子に姿勢よく座る

○ 栄養バランスのよい食事をとる

---

**食形態**　　　　　　　　　　　　※

以下を幼児食初期の基本とし，成長とともに調整する

ご　飯：少し柔らかめに炊き，噛む力に応じて一般的
　　　　な硬さへと進める

おかず：以下参照

---

根菜➡最初は1cm角程度から，少しずつ大きくしていきます．
　　　フォークでつぶれるくらいの硬さが目安です．

葉物➡繊維をすりつぶして処理するのが難しい場合があります．柔らかく炊
　　　いて1～2cm程度の細切りにします．

肉類➡柔らかい鶏肉は1cm程度の小さな塊で，薄切り肉は繊維を断ち切るように細切り
　　　にしたものから始めます．ソーセージなどの加工肉も，細く小さく切ったり，飾り
　　　包丁を入れるなどして噛み切りやすくしてください．

魚類➡皮や骨を取り除き，フライパンでソテーするなど柔らかく調理します．イカやタコ，
　　　貝類など弾力があるものは，噛み砕いたりすりつぶしたりするのが困難です．小さ
　　　く刻み，とろみのあるほかの食材と混ぜて調理します．

きのこ➡イカやタコと同様に，弾力があり咀嚼しづらい食材です．最初は小さく刻み，と
　　　ろみのあるものと混ぜてください．

海藻➡薄くて咀嚼しにくいため，柔らかく煮て小さめに切るようにします．また，汁物に
　　　入っている海藻は，水分と一緒に喉に流れ込むとむせや窒息の原因になります．
　　　お子さんによっては，具とスープを分けて提供するなどの工夫も必要です．

## 食事の際に気をつけること

### 1) 姿勢

学齢期が近づきからだが大きくなると，大人と同じ一般的な形の椅子に座ることが多くなります．両側に支えがないため足が開きやすく，座面にあぐらをかいたり，足を組んだりして姿勢が崩れるお子さんも多くなるようです．骨盤が後ろに倒れないよう，椅子の背もたれに近い座面にタオルを置いたり，足底がつくように台を置くなどして，楽に正しい姿勢を作るための工夫をしてみてください（図15）．

### 2) 食具

自分にとって扱いが難しい食具を使うと，背中を丸めて食器に口をつけ，かき込むような食べ方になることがあります．大人と同じ食事を食べるようになっても，手の機能に合わせた食具を使うようにしましょう（「5. 食具の選択と使い方」p.36参照）．

### 3) 食べる量や食材の種類

学齢期の後半に差しかかると，体重の増加や，血液検査結果の異常（中性脂肪，尿酸値など）を指摘されるお子さんが増える傾向にあります．体質も関係しますが，米飯や麺類，ポテトや唐揚げが大好きで，運動は学校の授業のみというお子さんも多く，生活習慣が大きく影響しているとも考えられます．運動の習慣をつけると同時に，食事の内容，量を検討する必要があるかもしれません．大皿で提供すると好きなものを食べすぎるので，最初から個別の皿に取り分けておくほうがよさそうです．また，一度に全部盛りつけるのではなく，お代わりの分を先に取り分けておくと，食べる量は同じでも満足度が高くなります．バランスよく食べるための工夫については「8. 摂食Q&A ④食事の内容」（p.63）をご覧ください．

### 4) 歯の状態

学齢期は，乳歯から永久歯への生え変わり，下顎の成長など，口の形態的変化の大きい時期です．安静時の顎の状態や，舌の癖によって，顔も変化します．口を開けた状態で舌が下がっているお子さんは，下顎が突き出る「下顎前突（反対咬合）」に，舌が緊張した状態で前に出やすいお子さんは，上

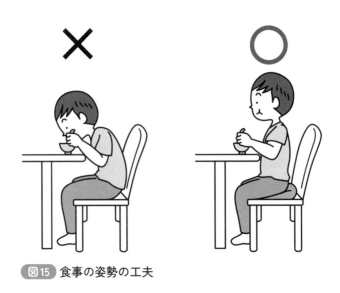

**図15** 食事の姿勢の工夫

の歯が舌に押されて前に出る「上顎前突」になりやすいと考えられています（図16）．いずれも噛み合わせが悪くなり，前歯で食べ物を噛み切ったり，臼歯ですりつぶしたりするのが困難です．歯列の矯正や，安静時の舌の位置を正すことも大切ですが，口唇や頬など顔全体の運動機能，姿勢を保持するための全身の運動機能も重要です．歯科医に相談すると同時に，ご家庭で全身運動，顔の運動などを楽しんでください．

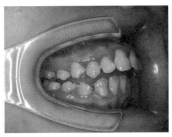 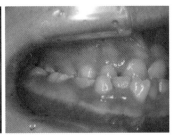

上顎前突：14歳女児　　　　　下顎前突：10歳男児

**図16** 歯の状態

〔写真提供：左）ひきた矯正歯科，右）こみねキッズデンタルクリニック〕

やってみよう！

## 顔の運動遊び例

ほっぺたを膨らませる

ぶくぶくうがい

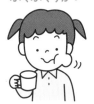

風船を膨らませる

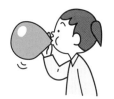

コップにストローをさして
ぶくぶく吹く

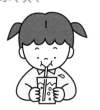

吹くおもちゃで遊ぶ

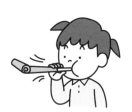

にらめっこ

など

31

## ⓑ 園や学校での食事

　園や学校，デイサービスなど，親が付き添っていない場所で食べる機会も多くなります．家庭で気をつけていることなど，安全な食事のために大切なことを共有しましょう．

園や学校，デイサービスに相談したり，伝えたりすること

・姿勢が崩れないための工夫

（例）机と椅子の高さを調整する，足台を置く，姿勢矯正のためのマットを置くなど

・切り方など調理法の工夫

（例）トマトの皮やミカンの薄皮などは剝いている，かじり取りが苦手なので肉はあらかじめ小さく切っている，むせやすいのでスープにはとろみをつけている，など

・提供方法の工夫

（例）かきこまないように，ご飯は一口ずつ別の皿に入れたり，一口ずつラップにくるんで提供している，お代わりをしたがるので1杯目は少なめに入れている，など

・食具

（例）家庭で使っているものと同じ食具を持参したい，箸を練習中なので給食でも補助箸を使いたい，など

ⓒⓞⓛⓤⓜⓝ　「給食で困っています．どうしたらよいですか？」

　Aさんは，苦手な食べ物が多く，ときどき，口に入れた物を皿に戻すことがありました．ある日，Aさんの保護者から「学校の先生から"口に入れたものを出すのはマナー違反だから飲み込ませたい"といわれたが，どうしたものか」と相談がありました．口から出す理由は，硬くて飲み込みにくい，思っていた味や食感ではなかったなど，その時々によってさまざまに推測されましたが，理由が何であれ無理に飲み込ませるのは危険です．そのため，肉類は小さく切ってもらうようにお願いするほか，皿に戻すのではなく，ティッシュに出すよう提案しました．先生にも許可をもらい練習したところ，人にみえないよう上手に処理できるようになったそうです．一年後には口から出すこと自体ほとんどなくなり，給食の時間を楽しんでいるとのことでホッとしました．

**青年期・成人期以降の食事**

　体力や身体機能がピークを迎える青年期を経て，20代以降，私たちのからだには老化による変化が緩やかに起こり始めます．私たちが自分のからだの変化を実感するのは30代後半以降のことが多いようですが，ダウン症のある人の場合，少し早めに変化が現れ始めるといわれています．食べる機能の低下も同様です．いつまでも，好きなものを美味しく食べ続けることができるよう，日々の食事の様子を見守りましょう．

> **目標**　　　　　　　　　　　　　　　　　　　　　　　　　　　＊
>
> ○ かきこまず，一口ずつ口に運ぶ
>
> ○ 機能にあった形態の食事をとる（食べ方の変化を見逃さず対応する）
>
> ○ 歯を健康に保つ（歯科で管理する）
>
> ○ 健康を維持する（定期的に健康診断を受け，必要があれば治療を受ける）

## ⓐ 加齢による変化

　以下のような変化が，食べる機能や食事の様子に影響を及ぼします．

**1）歯の欠損や歯周病**

　噛み合わせが悪くなったり，痛みが出たりすることで，噛むことが難しくなります．

**2）唾液の分泌低下**

　咀嚼したものを十分に唾液と混ぜ合わせられず，飲み込みにくくなります．

**3）筋緊張の低下**

　姿勢が崩れやすくなるほか，硬いものや大きいものをかじり取ったり，咀嚼することが難しくなります．また，飲み込みの力も弱くなり，むせやすくなります．

**4）感覚の鈍化**

　味覚や嗅覚が鈍くなったり，白内障や視力の低下によって見えにくくなったりすることで，食欲が減退してしまうことがあります．また，口に入れたものの食感や硬さを正確に感じ取ることが難しくなると，咀嚼回数や飲み込みのタイミングなどが適切でなくなり，誤嚥や窒息を引き起こしやすくなります．

**5）内臓機能の低下**

　胃腸の働きが弱くなり，胃食道逆流を起こしたり，便秘しやすくなったりすることがあります．食欲低下の背景に，内臓機能の問題が関係していることもあるようです．

**6）認知機能の低下**

　物事への意欲が減衰したり，動作が遅くなったりして，食べること自体が難しくなることがあります．それぞれの状態に合わせて，食形態や食具，介助の方法を工夫する必要があります．

4

離乳食・食事の進め方

33

## ⓑ 食べ方の変化と食事の工夫

前述のようなさまざまな要因により、食べ方に変化が現れます。対応の基本は、離乳食期に行った工夫と同じです。安全に配慮しながら、機能を維持できるよう働きかけましょう。

### 1) 姿勢が崩れる

椅子は高すぎても、低すぎても姿勢を保ちづらくなります。膝から下をまっすぐに伸ばして足底がつく高さにし、タオルやクッションなどを使って楽に姿勢が保持できるようにします。

### 2) 食べるスピードが遅くなる

感覚が鈍くなることにより、口の中に食べ物が入った状態で動きが止まったり、次の一口をすくうまでに時間がかかったりすることがあります。むやみに急かすのは危険ですが、食事に意識を向けるような声かけが必要な場合があります。また、冷たいものと温かいものなど温度差のあるものを交互に口に入れることで、感覚が刺激されて口が動きやすくなることもあります。

### 3) よくこぼす

唇の力や機能が弱くなると、食べ物がこぼれ落ちることがあります。こぼさないようにと食べ物を口の奥に入れるのは危険です。一口量を少なくしたり、食材を柔らかいムース状に小さくまとめたりするような工夫をしてみてください。また、できるだけ唇の機能を維持できるよう、食べる前に口周りの運動をするようおすすめします。

### 4) 水分でむせる

感覚や運動機能の低下により、水分が流れるスピードに対応できなくなると、嚥下のタイミングがずれて誤嚥しやすくなります。口の中をゆっくり移動するよう、水分には少し「とろみ」をつけてください。

### 5) 水分の少ないものを食べたがらない

唾液の分泌低下、咀嚼回数の減少により、食べ物を飲み込みやすいドロドロの形状にすることが難しくなることがあります。水分の少ない料理には、とろみのついたソースをかけておくと食べやすくなります。お茶や水で流し込むのは危険です。ご注意ください。

（石上志保）

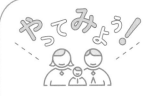

## 食事前の体操

手指も一緒に動かしてください！

---

**① 発声**

あーんー
（5回）

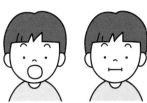

うーいー
（5回）

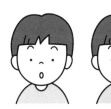

ぱっ・ぱっ・ぱっ・
ぱっ・ぱっ

たっ・たっ・たっ・
たっ・たっ

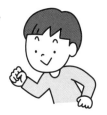

かー・かー・かー・
かー・かー

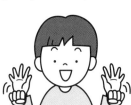

らー・らー・らー・
らー・らー

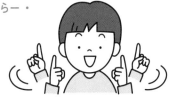

**② ほっぺたをふくらませる**

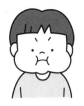

**③ 舌を出したり，左右に動かしたりする**

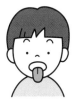

**④ 指を折って数を数える**

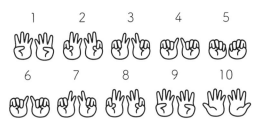

**⑤ 深呼吸（鼻から吸って，口から吐く）**

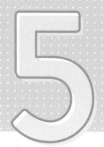

# 5 食具の選択と使い方

## Point

⇨ 安全に適切に食べるために，月齢ではなく，食べる機能の発達段階に応じたスプーン，フォークなどを使用しましょう．

⇨ 離乳食各期において使う食具の種類，特徴，選択の際の注意事項を確認しましょう．

⇨ 「手づかみ食べ」は，スプーンやフォークを使って食べるために必要なステップと考え，見守りましょう．

　ベビー用品売り場には，さまざまな種類の食具（食事に使う道具：スプーン，フォークなど）が並んでいます．スプーンだけでもたくさんあり，どれを使えばよいのか，迷われる方も多いかもしれませんね．ベビー用品の多くには使用対象の月齢が記載されていますが，月齢ではなく，食べる機能の発達を基準に食具を選ぶ必要があります（表1）．

　ここでは，食べる機能を育てるために，いつ，どのような食具を使えばよいか，選択の目安をまとめました．初めて使う食具には，未経験からくる不安，未知の感触への恐れや不快さなど，さまざまな理由から，お子さんが拒否を示す可能性もあります．時間をおいてから試してみるとうまくいくこともありますので，焦らずゆっくり進めてください．

## ① 離乳食期に使う食具の種類

　離乳食期から使用する食具には，以下のようなものがあります．どの食具を使うかは，お子さんの手の機能の発達に応じて使用してください．水分摂取のために使う食具の順序は，口腔機能の獲得順序に沿って，スプーン→コップ→ストローです（図1）．

**表1** ダウン症のあるお子さんの発達の目安

|  | ダウン症のある<br>お子さんの到達時期 | 一般的な<br>到達時期 |
| --- | --- | --- |
| 手で食べる | 10〜24か月 | 7〜15か月 |
| スプーンを使う | 13〜39か月 | 12〜20か月 |
| コップで飲む | 12〜32か月 | 9〜18か月 |

〔National Down Syndrome Society．https://ndss.org/resources/early-intervention をもとに作成〕

## a スプーン

　食べ物を食べさせる介助用のスプーン（ボウルが小さく柄が長いフィーディングスプーン），お子さんが自分で持って食べるためのスプーン（柄が太く短い幼児用），水を飲む練習用のスプーン（ボウル部分が食事用スプーンより深めで水がこぼれにくいもの）があります（図2，3）.

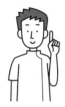

コップで口を閉じて連続で飲めるようになる前にストローを始めると……
哺乳瓶のように，舌を突出したままストローを乗せ，顎を上下させて飲むなど誤った飲み方になりやすくなります．コップで飲むのが難しく，水分補給のためにストローを使い始める場合にも，コップの練習は続けましょう．

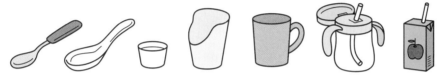

**図1** 水分摂取に使う食具の順番

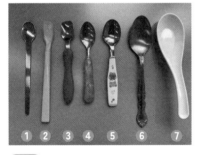

**図2** いろいろなスプーン

**❶❷** 初期：フィーディングスプーン→平らで小さい

**❸❹❺** 幼児用スプーン
　　→口の大きさに対して2/3程度
　　　ティースプーンくらいの大きさ

**❻❼** カレースプーンやレンゲ

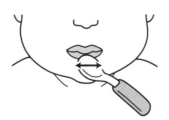

**図3** 口とスプーンの幅の関係
目安：口の2/3程度の幅

### b フォーク

幼児用は，先端が丸く，持ちやすいように柄が太く短くなっています．突き刺したものや麺類が落ちにくいよう溝がついたものもあります．

### c 箸

幼児用の短めの箸のほかに，補助箸があります．一般的な箸につける補助具も市販されています．補助箸や補助具には，指を置く場所がわかりやすいリングタイプ，開き過ぎたり，交差したりしないよう上部が固定されているタイプなどがあります（図4）．

### d コップ

両側に持ち手のついた幼児用コップのほかに，傾けたときに鼻に当たらないように斜めにカットされているカットコップなどがあります．

### e マグ

離乳食期から使える水筒のようなもので，外出時の水分補給に便利です．飲み口には，以下のようなものがあります．

1）スパウト

哺乳瓶に似ていますが，哺乳瓶より飲み口の穴の数が多いため，一度に口に入る量が多くなります．口の使い方，飲み方は，哺乳瓶とほぼ同じです．

2）ストローマグ

口に入れる部分のストローが短く固定され抜けないため，一般的なストローに比べ吸うことに集中しやすいようです．

3）コップタイプ

マグの縁に少し斜めに飲み口がついており，それを唇で挟んで飲みます．マグを傾けると飲み物が出てきますが，水分量を調節できるよう設計された物もあり，口の中にたくさんの水が入ることによるむせを防げます．飲み口が長く突き出たタイプは，飲み口を舌の上に置いたり，口の中に入れすぎたりしないよう注意が必要です．

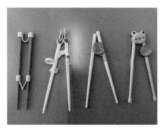 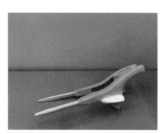

上部が固定されて，交差や開きすぎを防げる．指の位置がわかりやすい

手の中で安定した形を作り少しの力で箸操作ができる

**図4** いろいろな箸の補助具

### f 皿

　割れにくい素材の幼児用皿のほかに，すくいやすいよう一部の壁が高くなっている介助皿や動かないよう滑り止めがついている物などがあります．

## ② 各離乳食期の食具の選択

　お子さんの発達に応じた道具を使うことは，食べる力を促すうえで重要な環境整備の一つです．表1の食具選択に関する目安を参考に，お子さんのからだの成長と食べる機能の発達を確認しながら選択してください．

### a 哺乳期：哺乳瓶（乳首）

　出生直後は哺乳する力が十分でないことが多いようです．全身の低緊張だけでなく，鼻腔や口の中が狭いことなど形態的な特徴が理由としてあげられます．市販品の乳首は，販売会社により，素材（シリコンやゴム）や穴の大きさ，開けられ方も異なります．いずれにしても最初はSSサイズから始めるとよいでしょう．

### b 離乳食初期

1）スプーン

　できるだけボウル部分が浅く平らで口の幅の2/3程度の小さい物を選びましょう．シリコンや金属などさまざまなスプーンがありますが，形が適切であれば，素材はなんでもかまいません（図3）．

　水分練習では，ややボウル部分が深い物を使い，横向きに口に当てるようにします．小さい物から始め，慣れてきたらカレースプーンやレンゲなどに移行しましょう（図2）．

### c 離乳食中期

1）スプーン

　初期と同様の基準で選択します．

2）コップ

　水分摂取の練習が進み，カレースプーンなどで上手に飲めるようになったら，コップを使います．最初は，服薬用の小さなコップか，高さが低く，底から口に向かって広がっているお猪口のようなものから始めます．あまり傾けなくても飲ませやすく，口の様子も観察しやすいため，練習に適しています．

### d 離乳食後期

1）スプーン

　お子さんの口の幅2/3程度の物を使います．ボウルは平らでなくてもよいですが，深すぎないものを選びましょう．幼児用スプーンやティースプーンくらいの大きさが目安です．

2）コップ

　傾けても鼻に当たらないカットコップは，お子さんの口元がみえやすいため，飲み方の発達を確認

するのにも便利です．自分で飲むようになってきたら幼児用の両手コップへ，手のコントロールがよくなり，両手コップでこぼさなくなったら片手コップへと進めていきます．

### ⓔ 離乳完了期

**1）スプーン**

後期までと同様，口の幅2/3程度で，ボウル部分は深すぎないものを選びます．自食の意欲が出始め，食具を持ちたがるようになったら，自分用のフォークやスプーンを使い始めましょう．自食し始めた頃用に，口に入りやすいように先端が曲がっているスプーンもありますが（図5），口の正面からまっすぐスプーンを入れる操作ができるようになったら，通常のスプーンを使うようにします．握りやすく，操作しやすいように，柄が太く，短めの物を選びましょう．

**2）フォーク**

フォークの先端部分も，スプーンと同じく口の幅2/3程度の物にします．柄が太く，短めの物を使用しましょう．麺類など滑りやすい食材を食べる際は，溝がついたフォークなどを使用すると，口に運ぶまで落ちず成功体験につながりやすいです．

**3）ストロー**

ストローの練習開始の目安は，唇を閉じてコップの縁を挟み，飲めるようになることです．ストローも唇だけで挟むのが目標ですが，最初は哺乳瓶と同じようにストローを舌の上に乗せ，口の中に長く引き込もうとします．入れすぎ予防のため，ストローの先端から1〜2cmの部分を大人が指でつまみ，それ以上深くくわえることができないように工夫します．できるだけ浅くくわえる練習をしましょう．

## ③ 自分で食べる力を育てる

「自分で食べられること（自食）」は，どの家庭でも望まれることですが，「早くステップアップすること」や「自分で食べること」を求め，まだ使いこなせない食具を使うよう促すことは，誤った学習につながりやすいためおすすめしません．誤学習した持ち方を直すのは親子ともに大変です．急がず，食べる機能と手指の機能の発達に応じた食具を段階的に取り入れていきましょう．

また，お子さんの「自分で食べたい」という意欲を育てることも大切です．離乳食初期から食事を楽しいコミュニケーションの時間にすること，そして手づかみ食べを十分に行うことが，お子さんの自分で食べたいという意欲につながります．食べ物に興味をもって手を伸ばし始めたときが手づかみ食べを促すチャンスです．握った食べ物を口まで運ぶのは実はとても難しいことなので，最初は手伝ってあげるとよいでしょう．手でつかめる固さでなくても，指についた食べ物を口に入れてなめてみるのも大切な経験です．食べ物で遊んでいるようにみえたり，たくさん汚したりすることを不安に思われる方もいらっしゃるかもしれませんが，感覚や手の操作などを学ぶ大切な過程です．食具を上手に使うために必要なステップ・手づかみ食べを見守ってあげてください．

　「作業療法士さんは，頼りになる食具のアドバイザー！」

　ダウン症のあるお子さんの離乳食で使用するスプーンは，図2で紹介した通り，食べる機能の発達に応じて一般的なスプーンで進めていけば大丈夫です．しかし，手の操作の発達がゆっくりで工夫が必要なお子さんもいらっしゃいます．「スプーン操作がうまくいかず，自食したがらない」，そんなときは先端が曲がっていて口に入りやすいスプーンや，握りこみやすいスプーンなどを試してみるとよいでしょう（図5）．

　ベビー用品の中には，将来的な機能の獲得・先取り学習を促すさまざまな食具も販売されていますが，手の操作の獲得にも順番があります．今，どの発達段階なのか，どの食具が適切なのか，これは必要なのか，本当にお子さんの発達によい影響があるのか迷ったり不安なときは，食具のプロ・作業療法士さんに相談し，お子さんの手の発達に応じた食具をアドバイスしてもらうとよいでしょう．

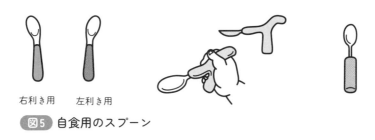

右利き用　　左利き用

**図5** 自食用のスプーン

（河合めぐみ）

5

食具の選択と使い方

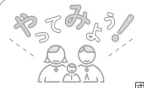

## 箸へのステップ

　4～5歳になると，箸への興味を示すお子さんが多くなります．集団生活の中でお友だちが箸を使って給食を食べる姿や，家族が食事をする姿をみて，「自分もみんなと同じがいい！　一緒のことがやりたい！」と箸への意欲が高まるようです．

　さて，いつからお子さんに箸を持たせるのか，どうやって教えるとよいのかですが，いきなり補助箸を買って，食べ物で練習するのはおすすめしません．まずは，手を使って遊んでみましょう．そして，ピースなど指のまねっこが上手にできるようになってから，補助具などを使って箸の練習を始めてみましょう．

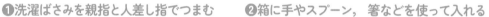

❶洗濯ばさみを親指と人差し指でつまむ

❷箱に手やスプーン，箸などを使って入れる

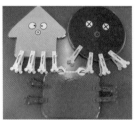
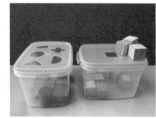
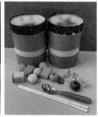

❸指のまねっこ遊び（ダウン症のある7歳男児の手）

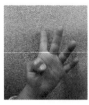
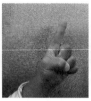

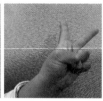
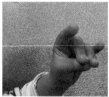

❹ダウン症のある6歳女児の箸での食事の様子

手指の運動が未熟な段階では，安定して上手に持つことはまだ難しいです．

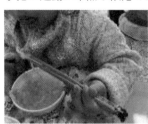
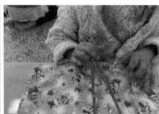
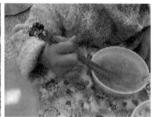

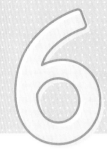

# 水分摂取

## Point

① 体重（kg）当たりの必要水分量は，年齢により大きな差があります．

② 必要水分量は，環境によっても左右されます．

③ とろみをつけたり，少量複数回など飲ませる工夫を．

　水分はどれだけ飲ませたら脱水にならないのかと，よく質問をされます．脱水は危険なことという知識がとてもよく広まっているのですが，実際の必要水分量は，条件により大きく左右されますので，数字だけが独り歩きしないように注意してください．大人でも子どもでも，一般的には自分の喉の渇きで水分摂取量を調節していますが，特にダウン症のあるお子さんでは，必要水分量は満たしているものの，摂取量が少なめであることも多いのは事実です．このことで生じる弊害は実際にはあまりないので，飲む量が少ない場合に，できるだけ補充することは必要ですが，強制的に飲ませることは控えましょう．

## 1 水分代謝

　からだを構成する水分の量は，表1のように，大人と子どもでは比率が大きく違います．からだ全体に占める水分の比率は，生後1か月では75％にもなるのに，その父親では60％（母親では55％）と，年齢が上がるにつれ，水分の量がどんどん減っていきます．この違いは，細胞外液量（細胞の外に存在する水分）の違いです．細胞外液量の3/4は間質とよばれる組織に存在します．これこそが，お子さんで際立つからだのみずみずしさです．細胞の中に含まれる水分量（細胞内液量）は，体重換算では違いがありません．

　乳幼児では水分代謝が活発であり，体重当たりの体表面積も大人に比べて大きく，不感蒸泄（皮膚や粘膜，呼気から蒸発する水分で，目にみえる汗は含まない）が多いこと，腎機能が未熟で濃縮力が悪いことなどから，脱水になりやすいのです．

**表1** 年齢別全体水分量と必要水分量〔mL/ 体重(kg)/ 日〕

|  | 生後1か月 | 乳児 | 幼児 | 学童 | 成人男性 | 成人女性 |
|---|---|---|---|---|---|---|
| 全体水分量 | 750 | 700 | 700 | 650 | 600 | 550 |
| 必要水分量 | 40〜60 | 100〜150 | 100〜150 | 80〜100 | 40〜60 | 40〜60 |

## ② 必要水分量

　必要水分量は，表1にも示すように，乳幼児では特に幅があります．気温，湿度，衣服の着せ方で汗の量は大きく違いますし，からだの動かし方，泣き方などでも違ってきます．さらに，よだれの出方，便の緩さなどが水分の失われ方に影響しますので，おむつの濡れ具合なども参考にして，補給しましょう．保育を担当する方が，喉が渇いたと感じたら，そのタイミングで少し飲ませることはとても合理的です．沐浴・入浴後はぜひ補充しましょう．1回量は少量でもよいので，本人が欲しがるサインがないときでも試しましょう．なお，普通の水やお茶より，すこし粘性（とろみ）のあるものを好むことも多いので，工夫しましょう．

　水分摂取量の中には，母乳やミルク，白湯，お茶，離乳食のお粥の水分，スープ，おやつのジュース，経口補水液，すべてを含みます．

　乳幼児の1日の必要水分量は下記の式で概算されます．ぜひ摂取したい量ですがこれまで述べたように，状況によって大きく違ってきますので，数字に振り回されないことも大切です．

> 必要水分量の概算式：体重　10 kg以下　→　100 mL×体重（kg）/ 日
> 　　　　　　　　　　 11〜20 kg　→　1,000 mL＋50 mL×〔体重（kg）－10〕/ 日

## ③ 体調不良時の水分摂取

　発汗，発熱，嘔吐や下痢があれば，普段より多くの水分が必要となります．一気に多量に飲ませようとせず，少しずつ何回も試みることがコツです．悪心，嘔吐があればなおさら，必要な水分量が飲めないことも多く，唇や口の中が渇いていないか，尿量が減っていないか，皮膚の張りが低下していないかなどを観察して医療機関を受診しましょう．口内炎や喉に変化の出る疾患では飲み込みそのものができずに脱水になりやすいです．

　軽症なら，まず経口補水液を試してください．無理に真水成分だけを多量に飲ませると，水中毒といって，血液中のナトリウム濃度が下がり過ぎる事態になってしまいます．母乳，ミルク，経口補水液も飲めないときは，脱水だけでなく容易に低血糖にもなります．現実的にはダウン症のあるお子さんが，それほど多量に真水を飲めるとは思えませんが，何事も行き過ぎは禁物です．

（小野正恵）

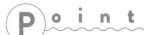

# 栄養と食材

## Point

⇨ 成長に必要な栄養摂取のために，使用する食材を拡大していきましょう。

　成長に合わせた栄養を口から摂ることが大切ですが，ダウン症のあるお子さんは一人ひとりの咀嚼力に合わせて進んでいきますので，一般的な離乳食の進め方通りとはなりません．ペースはゆっくりでかまいません．同じ食形態の状態が続いたとしても，食材をその形態に合わせることができれば，お子さんの味覚発達につながっていくことでしょう．

　からだを車にたとえたときの各栄養素の働きです（図1）．車（車体）を動かすためにはガソリンとエンジンオイルが必要です．どちらか片方では，安心した走行はできません．私たちのからだも，たくさんの栄養素がそれぞれ協力しあっています．少しずつでも食材を増やしお子さんの成長に役立てたいものです．

## ① 各栄養素の働き（図1）

###  糖質

　脳，神経組織，赤血球，腎臓などでの大切な栄養源です．不足状態が長く続くとからだはエネルギーを発生するために体内の蛋白（筋肉）を使ってしまいます．筋肉をつけていくためにも糖質は大切な栄養素です．

### ⓑ 脂質

　効率よくエネルギーに利用され，ホルモンや細胞膜の材料にもなります．脂肪酸という脂質を構成

エンジンオイル：ビタミン・ミネラル
身体の調子を整える
エネルギー代謝を助ける

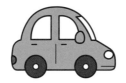

ガソリン：糖質・脂質
エネルギー源になる

車体：たんぱく質
身体をつくる，エネルギー源になる

**図1** 五大栄養素の働き

している成分には，体内で作られるもの（非必須脂肪酸）と作られないもの（必須脂肪酸）があります．

ただし，消化吸収は大人より苦手．使いすぎると下痢を起こしてしまうこともあるため，少しずつ使っていくことが大切です．

### c たんぱく質

筋肉，血液，皮膚といったからだを作るだけではなく，免疫抗体にも利用される大切な栄養素です．また鉄分，カルシウムといったミネラルの摂取にもつながります．たんぱく質は20種類のアミノ酸からできていますが，その中には体内で作られるアミノ酸（非必須アミノ酸）と食事から摂取する必要があるアミノ酸（必須アミノ酸）があります．乳幼児の場合，大人よりも必須アミノ酸の数が多いことからも食品から摂取する必要があるのです．時にお子さんの月齢は進んでいても摂取量が少ないこともあります．特に，肉，魚など筋肉をもつ動物性たんぱく質食品は加熱すると固く身がしまってしまうため，主食や野菜よりお子さんが口から出してしまうということもあるようです．調理器具を上手に使ってみましょう．また，ベビーフードを活用することも一つの方法ですが，お子さんの月齢によっては栄養が足らなくなることもあります．そのときは，肉ペーストや豆腐などのたんぱく質食品を追加してあげるなどの工夫をしてみてください．

### d ビタミン

ビタミンは三大栄養素といわれる炭水化物，たんぱく質，脂質をうまく燃焼させるための潤滑油のような役割と免疫機能などからだの機能を維持するためには大切な栄養素です．野菜，果物から摂取することができます（表1）．

### e ミネラル

ミネラルはからだの成分でもありますが，体内では作ることができず食事から摂る必要があります．ただし，ビタミン，ミネラルの中には排泄しきれずからだの中に溜まりやすい種類もあります．過剰に与えることは逆に体調不良にもなりますので，少量で継続して食べさせていくようにしましょう．ミネラルの多くはたんぱく質食品に含まれていますので，お子さんの成長に合わせてたんぱく質食品の利用数を増やすことが大切です．

**表1 ビタミンの役割**

| 種類 | 効果 | 注意点 | ビタミンの種類 |
|------|------|--------|----------------|
| 脂溶性ビタミン | 抗酸化作用をもつだけではなく，細胞膜の保護，カルシウムの吸収を助けたり，出血を止めるなどの作用がある | 水より油に溶けやすいビタミン．体内に溜まりやすいため，過剰症にも注意が必要 | ビタミンA，D，E，K |
| 水溶性ビタミン | 三大栄養素の代謝に必要．脳，皮膚，筋肉，骨，血管のためにも必要 | 尿に排泄されやすいので，食べ貯めはできない．毎日（できれば毎食）食べさせたい | ビタミンB$_1$，B$_2$，B$_6$，B$_{12}$，C，ナイアシン，ビオチン，パントテン酸，葉酸 |

② **うちの子は何歳くらいの体重なの？**

　同じ月齢でも，ダウン症のあるお子さんの体重とダウン症のないお子さんの体重とではかなり開きがあります．

　そのためどのくらい食べさせたらよいかという摂取基準は，月齢で判断せず体重を基に作成しました（表2，3）．

　お子さんが食べることができる形状によって，使用しにくい食品もあるかと思います．そのときはほかの食品を使用しカバーしていきましょう．

**表2** 一般調査および病院調査による身長・体重の身体発育値

| 月齢 | 男児 体重（kg） | 男児 身長（cm） | 女児 体重（kg） | 女児 身長（cm） | 月齢 | 男児 体重（kg） | 男児 身長（cm） | 女児 体重（kg） | 女児 身長（cm） |
|---|---|---|---|---|---|---|---|---|---|
| 1〜2 | 4.79 | 55.6 | 4.47 | 54.6 | 10〜11 | 8.88 | 72.8 | 8.34 | 71.4 |
| 2〜3 | 5.84 | 59.1 | 5.42 | 57.9 | 11〜12 | 9.06 | 73.8 | 8.51 | 72.4 |
| 3〜4 | 6.63 | 62.0 | 6.15 | 60.7 | 12〜13 | 9.24 | 74.8 | 8.68 | 73.4 |
| 4〜5 | 7.22 | 64.3 | 6.71 | 63.0 | 13〜14 | 9.42 | 75.8 | 8.85 | 74.4 |
| 5〜6 | 7.66 | 66.2 | 7.14 | 64.9 | 14〜15 | 9.60 | 76.8 | 9.03 | 75.3 |
| 6〜7 | 8.00 | 67.9 | 7.47 | 66.5 | 15〜16 | 9.79 | 77.7 | 9.20 | 76.3 |
| 7〜8 | 8.27 | 69.3 | 7.75 | 67.9 | 16〜17 | 9.97 | 78.7 | 9.38 | 77.3 |
| 8〜9 | 8.50 | 70.6 | 7.97 | 69.2 | 17〜18 | 10.15 | 79.7 | 9.55 | 78.2 |
| 9〜10 | 8.70 | 71.8 | 8.17 | 70.4 | | | | | |

〔厚生労働省：乳幼児身体発育調査 平成22年度．https://www.mhlw.go.jp/toukei/list/dl/73-22-01.pdf〕

**表3** 必要な摂取量

| ダウン症のある お子さんの月齢 | エネルギー （kcal/日） | たんぱく質 （g/日） | 離乳食と哺乳の摂取割合 （離乳食：母乳・ミルク） |
|---|---|---|---|
| 〜8か月 | 550 | 10 | 1〜2：8〜9 |
| 9〜13か月 | 650 | 15 | 3〜4：6〜7 |
| 14〜18か月 | 700 | 25 | 6〜7：3〜4 |

＊男児体重で設定

〔水野清子：新生児期・乳児期の発育・発達と食生活．水野清子，他（編），子どもの食と栄養．改訂第3版，診断と治療社，95-130，2021を参考に作成〕

7

栄養と食材

47

# ③ 目安量はこのくらい

　ダウン症のあるお子さんのそれぞれの摂取目安量を記載します（表4, 5）. 月齢通りに回数が決まるものではなく, 咀嚼機能の発達にあわせた, あくまで目安です.

**表4** 炭水化物, 脂質, ビタミン, ミネラル編

| 月齢 | 6 | 7 | 8 | 9 | 11 | 13 | 14 | 18 |
|---|---|---|---|---|---|---|---|---|
| 離乳食回数 | 1回食 | | | 2回食 | | | 3回食 | |
| 10倍粥 | 1匙 | 20 g | 30 g | | | | | |
| 7倍粥 | | | 10 g | 70 g | →→ | | | |
| 5倍粥 | | | | 50 g | →→ | 80 g | 90 g | →→ |
| 軟飯 | | | | | | 50 g | 55 g | 80 g |
| ご飯 | | | | | | | | 60 g |
| パン（耳なし） | | | | 15 g | →→ | 25 g | 30 g | 40 g |
| うどん | | | | 35 g | →→ | 55 g | 60 g | 90 g |
| 芋類 | 1匙 | 10 g | 20 g | 50 g | →→ | 70 g | 90 g | 125 g |
| 野菜 | 1匙 | →→ | 10 g | →→ | 20 g | 20 g | →→ | 30 g |
| 果物 | | 1匙 | 5 g | →→ | 10 g | 10 g | →→ | 10 g |
| 海藻類 | | | | 青のり, 細かく刻んだひじきなど少量から | | | | |
| キノコ類 | | | | | | | 形状にあえば | |
| 油脂類 | | | | | 1 g | 2 g | 2 g | 2 g |

〔厚生労働省：離乳食のスケジュール. https://www.mhlw.go.jp/content/000808867.pdf より一部改変〕

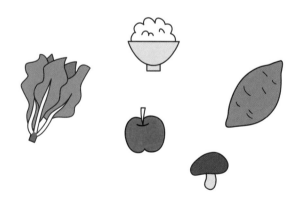

ここでの「1匙」とは離乳食用のスプーンのことです．重量は1食分の目安です．この目安まで届かない場合は何品か組み合わせてください（豆腐の量は多いので，1食で摂らず分けて利用するほうがよいでしょう）．

------------------------------------------------

❶ 1回食の期間

　この時期の栄養はミルクが中心です．量を気にするより，いろいろな食材を試しておく期間ともいえます．まずはお粥から．1匙ずつ2日ごとに増やしていき，6日目あたりから野菜類を開始，12日目くらいを目安にたんぱく質食品を追加してみてください．

❷ 粥について

　開始量はごく少量のため，市販のお米の粉を使うととても便利です．

　食が細いお子さんはお米の密度を上げるとよいでしょう．適した硬さになったら水分を飛ばして仕上げてください．表4では水分量が異なる場合，同等の栄養価になるための重量を記載しています．

❸ パンについて

　食パンの耳なしの重量を記載しています．6枚切食パン1枚（約60 g）から耳を切り取ると33 gになります．8枚切食パン1枚（約45 g）から耳を切り取ると25 gになります．

❹ 芋類について

　お粥などの主食がなかなか進まないときに，主食の代わりとして利用できるよう摂取目標量を記載しています．しっかり主食が食べられているようであれば無理に増量することはありません．

❺ 油脂類について

　冷凍保存しているおかずを食べるときに1，2滴加えてみましょう．加熱しなくても食べることができる油（亜麻仁油など）がおすすめです．その都度おかずを作る場合であれば，調理工程の中でサラダ油やバター，マヨネーズも使用できます．これらの油脂類は必ず加減して使いましょう．どの油も，一度に使いすぎると下痢を起こしてしまうこともあります．使い始めは少量からを心がけてください．

**表5** たんぱく質編

| 月齢 | 6 | 7 | 8 | 9 | 11 | 13 | 14 | 18 |
|---|---|---|---|---|---|---|---|---|
| 離乳食回数 | 1回食 | | | 2回食 | | | 3回食 | |
| 豆腐 | 1匙 | →→ | 25 g | 30 g | →→ | 40 g | 45 g | →→ |
| 豆乳 | 1匙 | →→ | 大匙2 | 40 mL | →→ | 50 mL | 80 mL | →→ |
| 納豆 | | | | 10 g | →→ | 15 g | 18 g | →→ |
| しらす・鯛・かれい | 1匙 | →→ | 10 g | 10 g | →→ | 15 g | 15 g | →→ |
| 鮭（塩鮭×） | 1匙 | →→ | 10 g | 10 g | →→ | 15 g | 15 g | →→ |
| まぐろ | | | 1匙 | 10 g | →→ | 15 g | 15 g | →→ |
| ツナ水煮缶 | | | | | | | 15 g | →→ |
| ぶり等青背の魚 | | | | | | | 15 g | →→ |
| 卵黄 | | | 1/6匙 | 1匙 | | 1個 | | |
| 鶏卵（全卵） | | | | | | 1/3個 | 1/2個 | →→ |
| 鶏ささみ | | | 1匙 | 10 g | | 15 g | 15 g | →→ |
| 鶏むね・もも（皮なし） | | | | | 10g | 15 g | 15 g | →→ |
| 鶏レバー | | | | 3 g | | | | |
| 豚もも脂なし | | | | | | | 15 g | →→ |
| 豚・牛赤身ひき肉 | | | | | | | 15 g | →→ |
| チーズ | | | | 9 g | | | 12 g | →→ |
| 牛乳 | | | | 55 mL | | 75 mL | 90 mL | →→ |
| ヨーグルト | | | | 50 g | | 70 g | 80 g | →→ |

＊それぞれの重量は調理前を表しています

〔厚生労働省：離乳食のスケジュール．https://www.mhlw.go.jp/content/000808867.pdf より一部改変〕

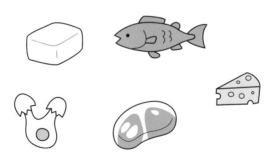

念のため，たんぱく質食品はアレルギー症状が出ないことを確認するために，最初の「1匙期間」は1日1種類を目標にしましょう．

---

**❶肉・魚**

　9か月頃，体内に貯蔵されていた鉄分がなくなってきます．赤身の魚，肉の利用を開始し，鉄分を補給しましょう．ちなみに鮭は白身の魚に分類されます．貝類の記載は省きましたが，咀嚼期であれば牡蠣の利用が可能です（他の貝類はエキスのみ）．鶏肉の中ではもも肉がおすすめです．レバーに関しては，鶏が柔らかくて扱いやすいでしょう．ベビーフードを利用してもかまいません．ただし，過剰症（ビタミンAの中のレチノール）も招くため毎日の利用ではなく週1回くらいの利用にしましょう．

> お肉調理のポイント
> ・いきなりお湯の中に入れると身が固くなってしまいます．
> ・薄切り肉（ささみも斜めに薄くスライスして）は少量の片栗粉をまぶして湯通しすると固くなり過ぎません．レンジ使用の場合は肉10 g（15 gの場合）に対して片栗粉小匙1/3（小匙1/2），水大匙1/2（同じ）を加え，ラップをしたら500〜600 Wで20秒（30秒）加熱してから適した形状にしてください．
> ・肉ペーストを作る際には挽肉が便利．火にかける前に水分（スープ等）を加えます．肉が水分を吸ったらゆっくり加熱をしていきます（出てきたアクは取ること）．火が通ったらブレンダー（ハンドミキサー）でペースト状に．
> 水分を無調整豆乳に替えるとさらに栄養価アップにつながります．肉と豆乳は1:1の割合で作ってみてください．

**❷鶏卵**

　熱湯で20分ゆでた固ゆで卵から始めてください．ゆでて冷ましたらすぐに卵黄を取り出し，卵黄の中心部分から使い始めましょう．最初は耳かき1杯程度からスタートです．

**❸チーズ・牛乳**

　チーズは塩分が少ないカッテージチーズ，または幼児用のチーズから使い始めましょう．牛乳は飲み物としてではなく料理で利用してください（牛乳は鉄分の含有量が少ない食品です．内臓機能の働きが未熟な月齢でたくさん飲ませると腎臓に負担もかかります）．

（高橋由美）

# 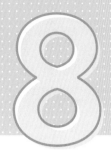 摂食 Q&A

## ① 哺乳瓶

## Q1

母乳は飲めますが，哺乳瓶では上手に飲めずすぐに口を外してしまいます．春から保育所に行くのですが，哺乳瓶が使えないとミルクが飲めず心配です．

**A** 保育所でお腹が空いたり，喉が渇いたりするのではないかと心配になりますね．哺乳瓶で飲むのが難しい理由をいくつか考えてみましょう．

①授乳時の姿勢が安定していない（図1）

まず，からだ全体がしっかり支えられているか，首が後ろにそりかえっていないかなどを確認します．さらに，お子さんを抱いている大人自身の姿勢に無理がないかどうかも見直したうえで，タオルやクッションなどを使って，お子さんのからだ全体がしっかり支えられるように工夫してみてください．

②乳首のくわえ方が浅く，飲みづらい（図2）

乳首の先端だけをくわえている状態ではうまく飲めません．大きく開けたお子さんの口に乳首を深くふくませます．このとき，唇が内側に入らず，外に広がっているのが飲みやすい状態です．

③哺乳瓶の乳首の硬さや材質，形，穴の大きさなどがお子さんにあっていない

硬すぎたり，穴が小さ過ぎたりするとミルクが出てこず，疲れて口を離してしまいます．逆に柔らかすぎたり，穴が大き過ぎたりすると，ミルクが口から溢れてむせてしまい，うまく飲めません．むせたり，ミルクが溢れたりする場合は，穴のサイズが小さい乳首を試してみてください．

また，穴の形によってもミルクの出方が変わります．丸穴タイプは，傾けるだけでミルクが出てきますが，カットタイプは吸うことで穴が広がりミルクが出る仕組みになっています．最初は丸穴タイプから始め，吸う力がついてきたらカットタイプに変更してください（図3）．

＊

ほかにも，乳首の感触が受け入れられないなど，お子さんによって理由はさまざまに考えられます．哺乳瓶が苦手というご相談は一定数いただきますが，保育士さんや保健師さんと一緒に試したら飲めた，乳首を替えたり，しばらくしてから試してみたら飲めた，というお子さんも少なからずいらっしゃいます．また，どうしても難しい場合には，スプーンやスポイト，シリンジを使うなど別の方法をとることもできます．保育所や小児科医，地域の保健師さんなどに相談して，哺乳瓶を使うときの

姿勢や，そのほかの方法を一緒に試してもらえるとよいかもしれませんね．楽しい保育所生活になりますように！

（石上志保）

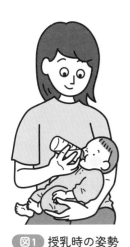

**図1** 授乳時の姿勢

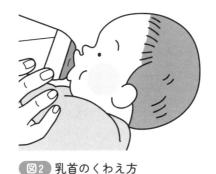

**図2** 乳首のくわえ方

　丸穴

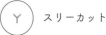　スリーカット

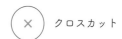　クロスカット

**図3** 穴の形

# Q2

いつまで使う？

たくさん食べるようになってきましたが，ミルクが大好きでなかなかやめられません．哺乳瓶は長く使い続けるとよくないって本当でしょうか？

A　哺乳瓶は，おしゃぶりと同様に歯並びに影響があること，哺乳瓶でミルクを飲みながら寝ることで虫歯のリスクが高まることなどから，長く使うとよくないといわれることがあります．使用期間が長くなればなるほど止めにくくなることもあり心配になるかもしれませんが，「いつまでにやめなければならない」という明確なルールがあるわけではないので神経質になりすぎなくて大丈夫です．

　3回食で十分な量を食べられていて栄養的にミルクが必要でないなら（「**付録1．ダウン症のある子どもの成長曲線**」〈p.84〉を参考に順調に成長していれば），1回あたり準備するミルクの量を少しずつ減らしていくと，自然に飲む量が減り，やがてやめられることが多いようです．水分は離乳食からも摂れますし，味噌汁やポタージュなどの量を増やしてもよいと思います．また，どうしてもミルクを欲しがるようなら，コップで飲むようにするのもよいですね（ただし，寝る前のミルクはコップでも虫歯になりやすいので，お茶に移行するのが理想です！）．

（田村理奈）

**離乳食の開始**

## Q3

6か月を過ぎましたが，からだの発達がゆっくりで首もすわっておらず，離乳食を始める気になれません．からだがしっかりしてくるまで待ってもよいでしょうか？

**A** 医療的な制限がなければ，私たちは生後6か月程度から離乳食を開始することをすすめています．定頸前のお子さんの場合，首が前に倒れすぎないよう，角度を低く調整したハイローチェアを使用する，抱っこ介助など，姿勢や介助方法を工夫しながら，取り組んでもらうことが多いです．離乳食は味覚・触覚の体験，栄養，食べる機能を育てる目的以外にも，〝美味しいね〟という気持ちの共有や，〝これを食べる？〟〝こっちがいい？〟という表情や指差しでの意志伝達など，コミュニケーションの場面にもなります．あまり気負わず，少しずつ始められるとよいでしょう．医療的な制限については，主治医あるいは小児科医と相談してください．

（河合めぐみ）

## Q4

生後5か月です．親が食べていると，じっとみて口を動かしています．まだ首はすわっていませんが，離乳食を開始してもよいでしょうか？

**A** 家族の食事に興味をもつということは，とても大事なことです．同じように口を動かすなんてすごいですね．子育てをしていると，大人の食事は後から立食で，といったことも少なくないかもしれませんが，ご家族が食事をしているところをみるのも，離乳食の準備として大切な経験です．

さて，首がすわっていないということですが，私たちは栄養の観点から，一般のお子さんと同じように離乳食を生後6か月頃に開始するようおすすめしています．6か月を過ぎたら首がすわっていなくても，抱っこ座位やバウンサーなどで姿勢を整え，少しずつ始めてみられてもよいと思います．

5か月でも興味を持って食事をみているようなら，重湯（薄いお粥の上澄み液）をほんの少しだけ唇につけてあげたり，食事の香り（におい）を嗅がせてあげたりするとよいかもしれません．それだけでも味覚が育まれます．無理のない範囲で，離乳食の準備をしてみてください．

（髙橋　茜）

# Q5

鼻からチューブを入れてミルクを飲んでいます．そろそろ口から食べたり飲んだりする練習をしたいのですが，哺乳瓶やスプーンを入れると嫌がります．どのように進めていけばよいでしょうか？

 これまで口から物を取り込んだことがないお子さんにとって，哺乳瓶やスプーンなどが口に入ってくるのは感覚的に受け入れ難いものかもしれませんね．特に口や口の周辺はとても敏感な部位です．まずは，手足，からだのマッサージとともに，顔に触れることから始めてみてください．そして，指につけたミルクを唇につけてあげるなど，食べ物のにおいや味の経験をさせてあげると，少しずつ受け入れてくれるようになると思います．

お子さんが口や口の周囲に触れられると全身をのけぞらせて嫌がる場合，過敏と呼ばれる状態かもしれません．これは本人の意思とは関係なく起こります．この過敏を取り除いたうえでよい刺激を与える必要があります．過敏を取り除く方法（脱感作）については，以下のような触り方が推奨されますが，それぞれのお子さんによって少しずつ異なりますので，可能であれば小児科医や療育・リハビリテーションのスタッフにご相談ください．

●脱感作

過敏のあるところもないところも含めて広い範囲を手でしっかりと圧をかけるように触り，お子さんの力が抜けたところでゆっくりと手を放すようにします．腕や足などからだの中心から遠いところから始めて，段々とからだの真ん中，顔に近い位置に移動します．いきなり触るとびっくりするので，「ほっぺ，触るよ」などと，声をかけてあげてください．

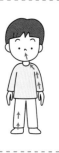

（田村理奈）

# Q6

口蓋裂があります. 今は特別な哺乳瓶を使ってミルクを飲む練習をしていますが, 今後私たちと同じように食べられるようになるのか不安です. 手術をしたらほかのお子さんと同じように食べられるようになりますか?

**A** 食べられるようになります. お子さんの状態にもよりますが, 口蓋裂の手術は1歳半前後に体重10kgほどを目安に行われます. 手術後の傷口など配慮すべき点はありますが, ダウン症のあるお子さんの一般的な離乳食の開始時期 (6か月) に, とろみのある重湯などから始めても問題はありません.

月齢にとらわれず, 根気強く丁寧にかかわっていくことで離乳食を進めていくことは十分可能です.

（中川由紀子）

# Q7

スプーンを口の奥に入れないように, また, 一口量が多くなりすぎないよう気をつけて食事をあげようとすると, 時間がかかってあまり食べられません. それでも, 正しい方法であげたほうがよいですか? 体重があまり増えていないので心配です.

**A** 助言された正しい取り組みを必死に頑張っているのに, 体重の増加不良を指摘されると自分の責任と感じる方もいるようです. お子さんの体重は, 本書の巻末にある, ダウン症のあるお子さんの成長曲線でまずは確認してみてください (p.84). 曲線の範囲内であれば, 過度な心配は不要です. 大きく曲線から外れる場合には, 主治医に相談しましょう.

離乳食期の目的は, 一生涯続く食事を, 美味しく楽しく安全に食べられる力を獲得することです. 「たくさん食べる」「体重が増えた」など, 目にみえやすい結果を追うのではなく, 今は「食べる機能の獲得」に向けて, 練習の時期と考え, 正しい方法で取り組まれるとよいでしょう.

乳幼児に体重が増えづらくても, 学童期には増えやすい傾向があります. ミルクが必要量飲めない, 吐き戻しがあるなどで大幅な体重減少が続く場合は医師への相談が必要ですが, 前月の体重維持, あるいはわずかでも増えていればよいと考えればよいでしょう.

（河合めぐみ）

咀嚼は上手になってきましたが，飲み込むときに舌を出しているのが気になります．どのように対応すればよいでしょうか？

咀嚼が上手になってきたのは，喜ばしいことですね．舌を出して飲み込むことを「逆嚥下」といい，窒息や誤嚥のリスクが高い誤った食べ方となり，練習してなおしていく必要があります．「口を閉じて食べ物を飲み込む」のが上手になるまで，現在の食形態より少し柔らかい「舌で押しつぶせる固さ」に戻されるとよいでしょう．離乳食は行ったり戻ったりしながら，進んでいけば大丈夫です．落ち込んだり心配したりする必要はありません．

中期食「舌で押しつぶす」から後期食「歯茎で噛める固さ」の移行の間には，「舌を上にあげて口蓋に押しつける」から「食べ物を舌に乗せて左右に移動させ歯茎に運ぶ」という巧緻な舌運動の獲得が必要になります．この中期〜後期の舌の動きを十分に獲得するには時間がかかりますが，後の咀嚼に大きく影響するため，時間をかけて取り組む必要があります．また，ヨーグルトなど少しとろみのある食べ物などを使って，唇を閉じてスプーンを挟む，ボール部分に付着した食べものを唇を擦りつけてとり，そのまま口を閉じて飲み込む練習もできるとよいでしょう．食事以外の場面では，口の周りのマッサージ，口の開け閉め，「ぱぱぱ」と声を出して見本をみせて声を出してもらうなど，口の周りの筋肉のトレーニングを行うのも効果的です．

●口の周りのマッサージ

対象：口を開いていることが多い，舌が出やすい，よだれが多いお子さんなど

頻度：1日1〜2回，仕上げ磨きのときなどに！

方法：口の周りの筋肉（口輪筋）を，お子さんの口の大きさに合わせていくつかに分け，以下のようにマッサージします．

基本の分け方

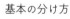
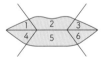

| つまむ | 膨らませる | 縮める | 伸ばす |
|---|---|---|---|
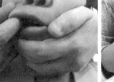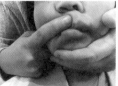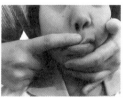

（河合めぐみ）

# Q9

舌

スプーンを舌で押し出してきます．食べたくないのでしょうか？

**A** 食べたくないときにそのような反応をするお子さんもいらっしゃいますが，そうでなくても，舌が前後に動いてスプーンを押し出すこともあります．

原因は以下のようにさまざまに考えられます．

①スプーンの大きさが口の大きさと合っていない．

②スプーンが口の中に入ってくるタイミングが合っていない．

③舌突出がある．

④今はお腹がすいていないから食べたくない．

⑤味が好みではない．

離乳初期の食事では，スプーンはすくう部分が浅く小さめがおすすめです．口の動きをよく観察しにおいや言葉かけなどで食べ始める合図を送ってあげましょう．繰り返すうちに慣れてきて押し出してくることは少なくなってくると思います．また，ダウン症のあるお子さんたちの特徴の一つである舌突出に関しては食事姿勢が関連してくることもあります．摂食指導や理学療法などの中で食事姿勢をチェックしてもらうのもよいかもしれません．

いずれにしても，離乳初期のお子さんにとっては初めての経験ばかりです．食べ物にも，スプーンにも，食べている状況にも，少しずつ慣れていく必要があります．あせらず，ゆっくり進めていきましょう．

（中川由紀子）

# Q10

咀嚼

中期食からなかなか後期に進めません．咀嚼を練習しましょうといわれるのですが，どのようなもので練習するとよいでしょうか？

**A** そのお子さんの食材処理能力によるところはありますが，前歯で噛み切る食材をおすすめしています．前歯だけで大丈夫かと心配されるかもしれませんが，前歯で噛み切る動作だけでも，その感覚が脳に届き，咀嚼の運動を促すことがわかっています．

最初は，柔らかくてすぐに飲み込んでしまっても大丈夫なものから始めます．柔らかくすぐに潰れるくらいに煮たスティック状の野菜などがよいと思います．口に入りすぎないように大人が手で持ち，少しかじり取ってもらいましょう．

（田村理奈）

# Q11

おかずは噛んで食べるようになりましたが，ご飯はいつまでたっても丸のみです．ご飯の咀嚼はどうやって練習したらよいでしょうか？

**A** ご飯は口の中に入り咀嚼しようともぐもぐ口を動かすと，あまり噛まなくても唾液と混ざり合い口の中でバラバラになり飲み込みやすい形状になります．そのためついつい丸飲みになってしまいがちです．ご飯の咀嚼の練習方法としては以下のようなものがあります．

①ご飯を直径1〜2cmくらいまでの小さなおにぎりにし，奥歯のあたりに乗せてご飯を噛む経験をさせる．

②柔らかく炊いたご飯を細い棒状のおにぎりにし，大人が持って少しずつかじり取らせる（口の奥に入るとそのまま飲み込んでしまいやすいので，できるだけ浅く口に入れるようにする）．

食事の初めや途中，丸のみになってしまっているときなどに行ってみることをおすすめします．

（中川由紀子）

# Q12

5歳になりますが，生野菜は小さく刻まないと食べられないし，硬いものは口から出してしまいます．いつになったら家族と同じものを食べられるのでしょうか？

**A** 5歳の子どもの奥歯は8本で，大人の半分です．大人と全く同じように，生野菜の繊維質をすりつぶしたり，硬いものを十分に咀嚼するのはとても大変です．一般的に，大人とほぼ同じものが食べられるのは離乳食が完了してから数年後と考えられていますが，ダウン症のあるお子さんの場合は低緊張や歯の萌出の遅れ，感覚運動発達の遅れなどが原因となり，さらに時間がかかると考えられます．とはいえ，からだが大きくなり，力がついてくると，いつの間にか同じ形態で食べられるものも増えていきます．学齢期以降もお子さんのペースや発達に合わせて食べやすく調理し，焦らず，食の自立に向けて進めていきましょう．

（田村理奈）

# Q13

歯の成長と食形態

歯茎で上手に噛んでいますが，なかなか奥歯が生えてきません．保育所から，そろそろ完了食に移行してはどうかといわれるのですが，大丈夫でしょうか？

A 歯の生え方は，個人差が大きいです．生えてくるのかしらと心配でしたら歯科医師に相談を．あまりの心配にX線をとることもあります．ちゃんと歯茎の中に出てくるのを待っている歯たちが映ります．

急ぐことはありません．今，歯茎で噛んでいるなら，歯茎で噛める食材の給食を出してもらったらよいですよ．慌てすぎると，丸呑みを学習してしまいます．

子どもは今の状態を周りの人たちに伝えることは，まだできません．これからも，保護者が先生方に伝えていくことが大事だと思います．

（吉田くすほみ）

# Q14

食べない

離乳食を始めて2か月経ちましたが，全く受けつけません．せっかく準備しても食べてくれないので，もう少し大きくなるまで離乳食をやめてもよいでしょうか？

A 時間をかけて手作りした離乳食を全く食べてくれない日が続くと精神的に疲れますね．私たちは味覚の体験を生後6か月程度から始めることをすすめています．最初は何の反応もないかもしれませんが，味覚体験として，唇に少しつけて味を感じてもらうだけでも大丈夫です．

また，一般的な離乳食の本には最初は十倍粥から，などと書かれていることが多いですが，アレルギーに注意しながら，甘くて大人でもおいしいもの（果物のペーストなど）で食べることの楽しさを知ってもらうのも方法です．野菜や果物のジュレ，スムージーなど市販のベビーフードも利用してみてください．

また，なぜ食べないのかを，主治医や地域の子育てにかかわっている保健師や保育士，栄養士，ST（言語聴覚士）などにも相談し，違った目でみてもらえると理由がみえてくるかもしれません．

集団保育などに参加して，食べているお友だちをみせるのもよいですね．子どもの中で子どもは成長します．ほかのお友だちがおいしそうに食べる様子をみていると感じるところがあるようですよ．

私にはダウン症のある息子がいます．大きな合併症はなく，4か月で首もすわったので，主治医と相談し6か月前に離乳食を始めました．しかし，2歳上の姉とは違い，お粥を口に入れても口唇を閉じてくれないし，舌で押し出してきてほとんど食べているという感じがありませんでした．

姿勢や介助の仕方，ほかの食材（さつまいも，にんじん，トマト，卵黄など）も試しましたが，状況は変わりませんでした．気持ちもめげてきます．

そんなときに「もっと美味しいものをあげてみたら？」と友人にいわれ，気が引けましたがプリンを少しあげてみました．すると，舌で押し出してくる動きが少なく，今までの食材とは食べ方が違うように感じました．そこから劇的に食べるようになった，とまではいきませんが，ほかの食材とは違うと判断できるんだと成長の片鱗を感じ，挫折しそうになっていた私の心が晴れやかになったことを覚えています．

このエピソードはあくまで私と息子のもので，ほかの方にも当てはまるかどうかはわかりません．でも，煮詰まっているなら，いろいろな人に相談し，新しい食べ物や方法を試してみるのもよさそうです．美味しいベビー用のスムージーなどもたくさん出ているので，試してみてくださいね．

※新しい食べ物を試すときは，アレルギーに気をつけ，耳かき1杯くらいの量から始めます．また，市販の食べ物を与えるときは，原材料をよく確かめ，初めてのものが2つ以上含まれるものは避けるようにしてください．

**8**

摂食Q&A

（田村理奈）

# Q15

できなくなった！？

上手に唇を使ってスプーンから取り込めるようになったと思っていたのに，自分で食べるようになったら，また口の奥にスプーンを入れるようになってしまいました．一度できたのに，できなくなることはあるのでしょうか？

**A** 大人の介助で食べるときとは異なり，自分で食べるためには，まだ未熟な手を使い，食べ物を口に運ばなければなりません．また，唇を使って取り込めるようになったとはいえ，スプーンを唇で挟む力は私たちよりもかなり弱いものです．慣れないスプーンを使って食べ物を口に入れるために，唇より確実に受け止められる舌の上にスプーンを置くようになるのも仕方がないことかもしれません．お子さんが嫌がらなければ，できるだけ唇で取り込めるように，さりげなくスプーン

を持ってあげたり，指で下唇を支えるように介助してあげてください．

　また，食事に限らず，何かができるようになっても，そのときから100％完全にできるようになるわけではありません．最初は10回のうち1回，徐々に5回，8回……と，上手にできる頻度があがっていき，少しずつ新しい能力を獲得してきます．特に，その動きや機能がお子さんにとって楽なものではない場合，何度かできたとしても，しばらくするとまたできなくなったようにみえることも珍しくありません．獲得した機能が失われたわけではなく，一人では難しい状態と考えられます．まだ危ういなと思ったら，もう一度介助をしたり，食べやすい形態にするなど，お子さんにとって無理なく取り組める方法を選択してみてください．

（石上志保）

## ✳ MEMO

食事の内容

# Q16

好き
嫌い

赤ちゃんの頃はなんでも食べていたのに，3歳を過ぎた頃から決まったものしか食べなくなりました．今では，納豆ご飯，うどん，ポテト，唐揚げくらいしか食べません．一生このままかと不安です．どうしたらよいでしょうか？

A　このままでは栄養が偏ってしまうのでは？と，心配になりますね．

子どもたちは，食べる経験を重ねることで，感覚を育んでいきます．赤ちゃんの頃には気づかなかった味や舌触りの違いなどが，成長するにつれてはっきり感じられるようになってきたのかもしれませんね．また，視覚的な認知能力が育ち，みた目で判断することができるようになってきたことも関係しているのかもしれません．子どもたちは，五感を刺激するいろいろな経験を通して自分の好き嫌いを認識し，時にはそれが偏食といわれる状態につながっていきます．

私たち大人にも食の好み，好き嫌いがあります．食べたほうがからだによいとわかっていても食べられないもの，食べたくないものがあってもおかしくありません．食べたくないものを無理に食べさせるわけにはいかないので，次のような工夫をしながら，お子さんの変化を待ち，栄養面の管理として定期的に医師の診察を受けることをおすすめします．

①食べるメニューを少しアレンジして変化をつけてみる．

　（うどんを，焼きうどん，味噌煮込みうどんなどに，ポテトの味つけを塩以外になど，少しずつ変化をもたせながらバリエーションを広げていく）．

②食べないとわかっていても，ほかの家族と同じものを並べておく．

③一緒に買い物に行き，調理をする．

保育所や学校の給食で少しずつ食べられるものが増えた，という話をお聞きすることもあります．保育所や学校の先生と連絡をとり合いながら，焦らず，食事の時間を楽しんでください．

（髙橋　茜）

# Q17

好き
嫌い

ご飯とお肉はよく食べますが，野菜は味噌汁などスープに入っているものしか口にしません．特にサラダを嫌がります．どうしたら野菜を食べてくれるでしょうか？

A　スープなどに入った野菜を食べてくれるなら，いろいろな野菜の入った汁物を用意するだけでも十分ですが，ほかのおかずの野菜を食べなくてもよいのかな，と心配になるかもしれませんね．生野菜は野菜独特のにおいや苦み，食感をダイレクトに感じやすいため敏感なお子さんは特

に嫌がることが多いようです．また，唾液と混ぜ合わせて飲み込みやすい形状になるまで咀嚼するのも難しく，食べづらい食材です．お子さんが嫌がる理由を探り，それに合わせて対応を考えます．

　柔らかくしてスティック状にしたら食べた，ドレッシングを何種類か用意してみたら味を試しながら食べてくれた，というエピソードをお聞きすることもありますし，型で抜いてみた目を可愛らしくする．大人がおいしそうに食べる，ポテトサラダに刻んで混ぜる，サラダの上に好きなトッピング（海苔やクルトン，カリカリベーコン，ポテトチップスなど）を乗せるなど，みた目や味，食べる環境を工夫すると食べてくれた，というお話をうかがうこともあります．野菜に興味を持つよう野菜を育てたり一緒に料理（ちぎる，盛りつける，でもよい）したりするのもおすすめです．

　口の中で処理するのが難しく，食べにくいために嫌がるお子さんの場合は，生野菜にこだわらず，食べやすいように調理してあげてください．

（田村理奈）

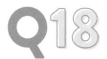　　　　　　　　　　　　　　　　　　　　　　　

　11歳の女の子です．貧血で鉄分の錠剤を処方されています．薬を飲まず食事で鉄分を摂るには，レバーやほうれん草などがよいといわれましたが，どちらも苦手で困っています．ほかにどのような食材がよいでしょうか？

**A**　食品に含まれる鉄には2種類あります．動物性食品に含まれるヘム鉄と，植物性食品に含まれる非ヘム鉄です．ヘム鉄の吸収率は15〜25％，非ヘム鉄は2〜5％という違いがあります．鉄を摂るための代表的な食品としてレバーは有名ですが，苦手な方も多いうえに過剰摂取によるビタミンA過剰症を招くこともあるため，毎日のように摂り入れることはおすすめできません．食べやすさの点も含め，赤身の肉（ひれ，ももなど）や魚（まぐろ，かつおなど）はいかがでしょうか．ほうれん草はシュウ酸を含んでいることから鉄の吸収は期待しないほうがよさそうです．植物性食品はビタミンCを多く含んでいるため鉄の吸収を高めてくれる働きがあります．ぜひ，動物性たんぱく質食品と一緒に摂ってください．柑橘類，酢の物など食べられるようでしたらこちらもおすすめ．胃酸の分泌が促されて鉄の吸収を助けてくれます．食品の鉄に関しては薬のような速効性はありませんので，日頃の食事から組み入れていくことをおすすめします．

　また，鉄の吸収を妨げてしまう成分が含まれる食品は，食べすぎないようにご注意ください．
・カフェイン（コーヒー，紅茶などに含まれる）
・フィチン酸（玄米・豆類に多く含まれる）
・タンニン（コーヒー，紅茶，緑茶）
・リン酸塩（清涼飲料水，インスタント食品，肉加工品，魚介加工品）

（高橋由美）

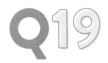

15歳の男子です．中等度の肥満に加え，血液検査の結果，尿酸値が高すぎると指摘されました．運動のほか食事にも気をつけるようにいわれましたが，食べ盛りなので食事量を減らすのはかわいそうです．どうすればよいでしょうか？

**A** 尿酸とは遺伝子の構成成分であるプリン体が分解され作られたものです．動物性食品，植物性食品に含まれているほか，実は私たちのからだでも新陳代謝を繰り返す際に生成されます．食事よりも体内で生成される割合のほうが多いといわれています．そのため食べ盛りといっても肥満を解消することはとても大切なのです．現体重から3〜5％の減量を目指してみてください．

食品に含まれるプリン体は水に弱い性質を持っています．ゆでこぼす，煮るといった調理手段を使うと，口から入るプリン体を少しでも抑えることができます．逆に肉の表面を焼きつけて，中の肉汁を封じ込める調理方法はプリン体を封じ込めてしまうということになります．

ポイントを以下にあげます．

①特にプリン体含有量の多い食品利用を控える

レバー，干物など乾燥したたんぱく質食品．

②ゆで汁の利用を控える

カレーや豚汁などゆで汁ごと食べる料理．プリン体は水に溶けやすい性質なのでゆで汁の中にプリン体が流れ出ています．

③アルカリ性食品を摂る

尿酸を尿に溶けやすくしてくれます．野菜，海藻類，芋類など多めに取り入れましょう．

④フルクトースの摂りすぎに注意する

尿酸が作られるのを促す作用があります．清涼飲料水に含まれている「果糖ブドウ糖液糖・ブドウ糖果糖液糖・高果糖液糖」\*は吸収がとても速いです．果物そのものの食べ過ぎも注意が必要です．

⑤水分補給

尿を出します．ただし，ジュースやスポーツドリンクは逆に肥満になりやすいため避けましょう．

✳

ダウン症のある人では，血中尿酸値が同年齢の一般の方より高く，思春期以降に性ホルモンの影響を受けて男性ではさらに上昇し，女性では低下していきます．すぐに痛風発作は起こさないですが，将来的な治療の必要性については主治医と相談してください．

\*ブドウ糖果糖液糖・果糖ブドウ糖液糖・高果糖液糖：さつまいもやトウモロコシなどのでんぷんに酵素を反応させてブドウ糖の一部を果糖に変えたもの．両者の製法は同じであり，水分の蒸発，濃縮させたりする過程で果糖の含有量が変わったもの．商品の裏に記載されている原材料表示を確認してください．その商品に含まれている原材料が多い順に記載されています

（高橋由美）

**8**

摂食
Q
&
A

# Q20

40代男性，最近，以前にもまして頑固な面が目立つようになってきました．食べ物にこだわりがあり，ご飯など炭水化物ばかり食べようとします．肥満を指摘されているため，ほかのものも食べるように促すのですが，怒ってしまいせっかくの食事時間が楽しくないのが悩みです．どう介入したらよいでしょう？

A　長年のこだわりがあるため，いきなり食行動を修正することはご苦労なことと思います．指摘されている肥満だけでなく，血糖値，中性脂肪の上昇，たんぱく質摂取不足による筋力低下，ビタミン$B_1$不足により糖質代謝がうまく働かなくなるなどの状態も心配されます．少しでもよいので，さまざまな栄養を摂っていただきたいですね．次の対策でできそうなことがありましたら試してみてください．

①食卓に並んだ料理の中でご飯から先に食べてしまう場合

　ご飯は食事がある程度進んでから本人の目の前の提供してみる，または最後に提供する．本人の視覚からご飯を外していきます．この場合，本人だけでなく一緒に食事をされるご家族皆さんの協力も必要となります．

②ご飯だけでなく，じゃがいも，南瓜などの炭水化物の多い野菜も好んで食べる場合

　ビタミンも含む食材ではありますが，炭水化物も多く含まれますので，「おかず」として食卓に並べることをなるべく控えてみてください．もし，おかずとしてしっかり召し上がったときなどは，ご飯を盛る量を減量することをおすすめします．

③混ぜご飯でも食べることができる場合

　ご飯の中にたんぱく質食品（肉類，魚類，油揚げなど）や野菜類（ブロッコリー，ひじき，ごぼう，白滝など）を一緒に炊き込む，または炊き上がったご飯に混ぜるなどしておかずも一緒に食べられるようにしてみる．もち麦や雑穀などを利用することでもビタミン，食物繊維の摂取につながります．

④白いご飯しか口にしない場合

　お米の粒の形をしたこんにゃくの粒が販売されています．規定通り混ぜて炊飯することで約30％カロリーダウンが期待できます．ビタミンに関しては，炊飯時に加えることで補給できる市販品があります．このほか，カリフラワーを細かく刻んで混ぜる，ゆで卵の白身だけを刻んで混ぜる（これはたんぱく質摂取につながります）などの方法も年齢が低い場合は試していただくことがあります．

（高橋由美）

# Q21

市販の離乳食の本をみると，月齢ごとに食べられる食材などが掲載されていますが，ダウン症のある子も，食形態さえ気をつければ，同じように食べてもよいものでしょうか？

**A** ダウン症のあるお子さんは少しだけ離乳食開始が遅くなることもあるため，お子さんの月齢が異なれば不安は生じてきます．

実際の月齢が7，8か月以上となりますと，お母さんから引き継いだ栄養が少しずつなくなってくる時期でもあります．ミルクで栄養補給はできていますが，食材からも摂っていきたいものです．ただ，お子さんの消化吸収は個人差がありますので，記載されている食材すべてを開始することは負担をかけすぎてしまうことも．消化能力を無視してしまうと未消化のままからだに運ばれてアレルギー反応を起こしてしまう場合もありますのでゆっくり食材の拡大を目指していきたいものです．

まず，利用していただきたいのは，からだの構成成分となる大切な栄養素たんぱく質食品です．豆腐，白身の魚等の利用が済んでいるのであれば，その摂取量の増量と新たに鶏ささみ，赤身の魚へと進めてもよいでしょう．新しく利用する食材は必ず少量から始めてください．形状が最優先ですので，その形状に仕上げにくい食材の利用を無理に進める必要はありません．野菜類，果物等のビタミンはミルクからも摂取ができていますので焦らずに拡大していきましょう．

（高橋由美）

# Q22

食べることが大好きでよく食べます．なくなると泣いて怒るのですが，どこまであげたらよいのかわかりません．泣いてもあげないほうがよいのでしょうか？

**A** 食に対する興味を抱くことは大変嬉しいことです．まず，食べさせる側からも一口量があっているか（多くないか），一口から次の一口を運ぶ間隔はどうか（食べるペースが速すぎないか，丸呑みはしていないか）などの確認はしておきましょう．または，お子さんの成長とともに活動量が増えたことで，従来通りの食事量では物足らなくなっていることも考えられます．

成長曲線を確認しましょう（p.84）．体重が停滞状態である，または食後に飲むミルク量が多い場合は，食事量を見直す段階のようです．その際は，お子さんがよく食べるものだけ優先して与えるのではなく，食事全体満遍なく増やしてください．

（高橋由美）

# Q23

量

食事の量が増えず，体重も増えません．無理に食べさせることもできないため困っています．

**A** からだの大きさには個人差があり，食事摂取量にも差が生じることはあると思いますが体重が増えないのは少し心配ですね．次のようなことはありませんか？

①就寝時間が遅い

　家族の生活リズムに合わせた生活により就寝時間が遅くなっていませんか？　朝の目覚めが悪いと食事が進まないことは大人でもあります．三食の中で朝食が一番食べないというパターンが多いものです．まずはお子さんの生活リズムを整えましょう．

②食事の前（または食間）に牛乳，ジュース類など飲んでいる

　あまり食べなかったからせめて飲ませておこうという配慮から食前に飲みすぎることで空腹感を感じにくくなっている場合もあります．牛乳であればまだ消化吸収中，ジュースであれば血糖値の上昇である可能性もあります．飲ませる量と時間をある程度決めていきましょう．代わりの水分はお茶などに替えてみてください．

③運動量が少ない

　体操などでからだを動かしてみましょう．

④おかずの量が多い（またはサイズが大きい）

　「スーパーの試食はよく食べています」と話される保護者の方もいらっしゃいます．ひょっとしたら，一口サイズとカラフルな紙容器に入っていることでみた目から食欲が出てくるのかもしれません．時にはお家でも盛りつけ方を変えてみてはいかがでしょうか．

✻

　年齢が2歳くらいであれば少し味つけを施してみてもよいでしょう．醤油味，塩味，味噌味，トマト味，カレー味，ホワイトソース味など使い分けてみてください．ただし，濃すぎる味つけはお子さんの内臓に負担をかけますので大人の味つけよりは薄目を心がけることは大切です．

　また，油脂類も上手に使っていきましょう．バターは少量で美味しそうな香りが得られます．体重増加目的で油脂類の使用を増やしすぎると逆に下痢を誘発することもありますのでご注意ください．また，おやつはお菓子ではなく，しらす入りおにぎりやフレンチトースト，パン粥，ヨーグルトとさつまいもなどに置き換えると炭水化物とたんぱく質を摂ることができます．

（高橋由美）

# Q24

量

バナナが大好きでよく食べます．子どもは喜ぶし，親も便利なため欲しがるだけ食べさせてしまいます．毎食1本食べるのですが，やはり多すぎるでしょうか？

A 多いですね．バナナ1本は約100gあります．バナナに限らずですが，果物の摂取目安は大人（特別な疾患を有しない方）でも200gとされています．お子さんの胃はとても小さいので，バナナを1本食べることを優先してしまうと，主食，おかずといった本来の食事を食べずに終わってしまうことが心配です．成長段階に必要な栄養が不足してしまうこともありますので，もう一度食べさせる量を見直してみましょう．

厚生労働省が示す「離乳食のスケジュール」（https://www.mhlw.go.jp/content/000808867.pdf）でも，野菜と果物を合わせた1食の摂取目安量を，完了期で40〜50gとしています．野菜より果物が上回る摂取は控えたいものです．

その理由は，果物全般には野菜と異なり果糖（フルクトース）という糖分が含まれているからです．この果糖は血糖値を上昇させないことから「満腹感を感じにくい」ともいわれます．とても代謝が速いのが特徴で，速やかに中性脂肪に合成されるとともに肥満を助長し，高尿酸血症（痛風発作の原因）を招く可能性があるからです．肥満，高尿酸血症に関しては，ダウン症のあるお子さんだけに限ったことではありません．お子さんが小さいうちに与える量を徐々に減らしていきましょう．

（高橋由美）

# Q25

カロリー

20代女性です．作業所には徒歩で通っていますが，帰り道に喫茶店に寄り，甘いカフェラテを注文することを覚えてしまいました．ほとんど運動もしないせいか，カフェラテを飲み始めてから少しずつ体重が増えています．どうしたらよいでしょうか？

A サポートする人が周囲にいない状況での行動なのでとても難しい問題です．もし，可能であれば，市販されているカロリー控えめの甘味料を持たせて，それを使うように本人に伝えたり，一緒に喫茶店に行って練習してみたりしてはいかがでしょう．あらかじめ砂糖が入っているなら，「砂糖は少なめでお願いします」という注文カードを作り，それをみせるようにしてもよいかもしれません．

また，喫茶店に寄る曜日を決めてお店で飲む回数を減らす，帰ってきてから自宅で飲むなどの約束を決めてみることもおすすめします．どうしても行ってしまうようであれば，移動支援などを利用してまっすぐ帰る日を作るのも一つの方法です．

（高橋由美）

# Q26

30代女性で，通所施設に通っています．座ったままの仕事が多く，運動が足りていません．お弁当が出るので楽しみにしているのですが，一人だけ内容を減らすわけにもいかず，肥満傾向が心配です．

できるのであれば提供されるお弁当は完食されるより7〜8割程度に抑えたいところです．しかし，それが難しいというのであれば，自宅での食事で調整を行います．主食に関しては，小麦粉製品よりお米を利用，お米は握らない，皿盛りにしない，野菜など加えて嵩増しをするなどして咀嚼回数を確保するような工夫を意識したいものです．お弁当に利用されるおかずは揚げ物料理が多い可能性があるため，自宅でのおかずはなるべく揚げ物料理や油脂類をたくさん使う料理を控え，煮物を中心にしてみてください．

（高橋由美）

# Q27

市販の離乳食はよく食べますが，手作りのものは食べてくれません．市販のベビーフードばかりあげても大丈夫でしょうか？

外出時や忙しいときなど大変重宝しますね．初めて食べた食材はベビーフードからだったとおっしゃる保護者の方もたくさんいらっしゃいます．手作りでできない素材の柔らかさととろみに包まれたウェットタイプと，使用量を調整できるドライタイプがありますので，その状況に適したもの利用してください．

ただし，食事として頻繁に利用する際には注意が必要です．

形状が適しているベビーフードであっても（おもにウェットタイプ），歯の生え方の状況では上手に噛めない食材が含まれていることがあります（サイコロ状の肉，粒状のコーン，豆類など）．その際は一度つぶしてから食べさせるといったひと手間を加えることも必要です．

お子さんの成長の状況によっては，適した形状のベビーフードだけでは栄養が充足しきれない場合もあります．ベビーフード単独で利用するのではなくベースとして使用し，別の食材の追加を試みてください．豆腐から開始されてもよいですし，刻んだ魚を加えてもよいでしょう．

保護者の方にお願いしたいことは，「もう作らない」と諦めず，しばらくしてから再チャレンジすることです．

（高橋由美）

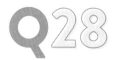

## ⑤ 水分摂取

お茶やお水など，ミルク以外の飲み物を嫌がります．ジュースなら少し飲むのですが，夏の水分補給にジュースをあげてもよいでしょうか？

〜〜〜〜〜〜〜〜〜〜〜〜〜〜〜〜〜〜〜〜〜〜〜〜〜〜〜〜〜〜〜〜〜〜〜〜

**A** 子どもは大人と比べて体重当たりの総水分量がとても多いことも特徴です．通常は尿を濃縮，希釈することで体内の水分量を調整していますが，子ども（特に乳児）はこの調整が大人と同等ではないことから脱水症になりやすいといわれます．これは，夏だけに限らず，暖房器具を使用する冬の時期にもいえることでしょう．

質問にあるジュースですが，種類によってはからだによいかなと思うものも多いかと思いますが，摂りすぎによる危険性もあります．これは，離乳食期間に限らず，その後の成長段階でも注意しておくべき点です．

「ブドウ糖果糖液糖」または「果糖ブドウ糖液糖」（p.65）を多く含む味を覚えてしまうとなかなか切り離せなくなってしまうお子さんもいらっしゃいます．お出かけしたときといった限定利用がよいかもしれません．自宅での利用であればそのまま飲ませるのではなく，水で希釈してみるなど調整をしてみてください．野菜ジュース系の飲みすぎにより，柑皮症のような症状（皮膚が黄色くなる）もありますのでご注意を．

イオン飲料にはビタミン$B_1$が含まれていないこともあるため，大量に摂るとビタミン$B_1$欠乏症がまれに発生するともいわれます[1]．大量に汗をかいた，下痢や嘔吐をしているなど状況をみて利用することがよいでしょう．

では何を利用するかですが，離乳食を作る際，野菜を煮込んだ汁を活用されてみてはいかがでしょうか．アクが出る野菜（ごぼう，レンコン，さつまいも，ほうれん草，なすなど）を使用すると苦味や渋味を発してしまうのでこれらの煮汁は避けてください．よくある食材としては玉ねぎ，キャベツ，ニンジンなどがおすすめです．コトコト煮込まれた煮汁は「手作り野菜コンソメ」ともいえます．冷やしたり，ゼラチンで固めてみたりしてみても摂りやすいかと思います．具のほうは捨てることなく食事に活用してみてください．

1）　奥村彰久：イオン飲料水などの多飲によるビタミン$B_1$欠乏症．ビタミン 93：283-290, 2019

（高橋由美）

**8**

摂食Q&A

# Q29

ストロー

コップを練習中ですが，夏の外出では水分補給しやすいようにストローマグを使っています．ストローでは，舌を出して哺乳瓶のように飲んでいます．やっぱりよくないでしょうか？

A　夏は脱水症状を起こさせないということが一番大切なことです．夏の外出にストローマグを使うことは正解です．夏は，場合によっては哺乳瓶でも何でもよいから水分補給が大切だということです．

今コップの練習中とのことですが，上唇下唇でコップを挟んで水分をすする練習を続けてください．喫茶店でストローでジュースを飲んでいるときをイメージしてみましょう．ストローは上下両口唇で挟み，強い吸気でジュースをすすります．ストローを噛んですすってはいませんが，定型発達の小学校低学年の子どもさえ，ストローつきパック飲料の飲んだ後のストローをみると，ペタンとへしゃげています．ストローを歯で挟み，舌を上顎に押しつけてすすったということです．細い小さいストローを唇だけで支えることは難しいのです．固形物にくらべ流動性のある水分は，大人と同じような口腔運動で取り込むことは，まだまだ時間がかかります．急ぐことはありません．

外出したものの水分を持っていないとき，パック飲料は便利なものです．こぼしてもよしとして，ストローを口にふくませ（唇の中央より口角へ），大人が軽くパックを押すだけで水分補給できます．何より夏の外出時は，たっぷりの水分をお忘れなく．

（吉田くすほみ）

# Q30

むせる

離乳食初期のペースト食を食べています．離乳食ではむせませんが，スプーンでお茶やスープを飲ませるとよくむせます．お茶やスープはあげないほうがよいでしょうか？

A　ペースト食は口の中をゆっくり移動しますが，お茶や水はサラサラと速いスピードで口の中を移動します．そのため，飲み込むタイミングがほんの少し遅れるだけでも気管に侵入してむせてしまうことがあります．特に，離乳食初期のお子さんは，顎や舌の動きを調整する機能がまだまだ未熟なため，水分をちょうどよいタイミングで喉に送るのが困難です．また，姿勢が安定していないと，唇や舌，顎の細かな運動を調整するのも難しく，むせにつながります．

ところで，スプーンで水分を飲ませるとき，どんなふうに介助をしていますか？　もし，お子さんの唇が開いた状態のままスプーンを傾けて水を流し込んでいるとしたら，それがむせの大きな原因かもしれません．また，大人の指で下唇を支え，スプーンを上下唇で挟ませます．そして，スプーンを傾けずに口から離し，唇についたほんの数滴程度の水を飲み込む練習から始めてみてください（図4）．少量でもむせる場合は，お茶や水にとろみをつけたり，ミルクや牛乳，シチューなど，ややとろみの

ついている水分で練習をするとよいと思います．

　また，姿勢が不安定な場合，飲み込みのタイミングを調整するのがより難しくなります．運動発達に応じて座り方を工夫してみてください（「**3. 食事の際の座らせ方，椅子の準備**」p.14参照）．

（石上志保）

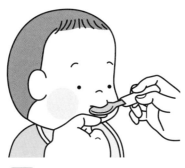

**図4** スプーンでの飲ませ方

✳ *MEMO*

# **Q31**

手づかみ食べを始めてから半年経ちますが，いまだにスプーンやフォークを持ちたがりません．手づかみ食べはやめさせたほうがよいのでしょうか？

**A** 手づかみ食べが長くなると，いつになったら食具を持つステップに移行するのかな？と，待ち遠しくなりますね．私たちは当たり前のように食具を使って食べることができますが，子どもたちにとっては，初めての経験です．道具を使うためには，食事のときだけでなく，遊びや生活の中でたくさん手を使い，手の機能を十分に育てる必要があります．お子さんが自分から手づかみ食べをしているのであれば，やめさせず，まだまだ続けさせてあげてください．

そして，食具を使いこなせる手を育てるために，生活や遊びの中で，いろいろな道具を使う機会を作ってみましょう．卵などをスプーンでかき混ぜる，小さなスプーンで砂糖や塩をかけてもらうなど，簡単なお手伝いをしてもらったり，スプーンやフォーク以外の道具（クレヨン，スタンプ，包丁，おたま，ショベルなど）を使って遊んだりすることもとても大事です．ぜひいろいろな道具を使って遊んでみてください（「**5．食具の選択と使い方**」p.36参照）．

また，食具には，すくいやすい縁のある器や，持ちやすい柄のスプーンやフォークなど，手の機能が未熟な段階のお子さんにも使いやすいものがあります．お子さんに合わせて，利用してみてください．

（髙橋　茜）

# **Q32**

そろそろ手づかみ食べをしてほしいのですが，自分から手を伸ばしたり，触ろうとしたりしません．どうしたらよいでしょうか？

**A** 食事って，人生最初のデスクワークですよね．デスクワークのときに大切なことの一つは，机と椅子の位置関係です．机と椅子が離れすぎていては，手が伸ばせませんね．机とお腹が軽くくっつくくらいがよいでしょう．そのほうが，両手が机の上に出やすいのです．

おもちゃは手でとって，口でなめたり噛んだりしますか？　もししているなら，"手と目と口の協応運動"はできているということです．手づかみ食べとは，"手と目と口の協応運動"なのです．しかし，不思議なことに食事のときには，手を出さない子どももいます．食物のベタベタ感が嫌なのかもしれません．みただけでベタベタ感がわかるなんてすごいですね．今まで経験してきた食べたときの口での触覚でわかるのですね．口に入れて食べるのはOKなのに，手にご飯粒がついただけで嫌がる

子どももいます．しかし，嫌な感覚も，触覚って案外なれていくものなのです．

　手づかみ食べって，触覚遊びなのです．手づかみ食べは，大切な触覚遊びです．触覚遊びは食事場面だけではありません．小麦粉粘土遊び（サラサラの小麦粉も触り，水を少しずつ入れて触り，と変化をつける），ミカンやイチゴを握りつぶす，ホットケーキミックスでクッキー作りと，触覚遊びをいろいろ経験しましょう．

　意外と気づかないのが，四つ這い遊び．四つ這いする中で手のひらに床のフローリング，たたみ，絨毯などの触覚や，手のひらや腕や肩への圧覚を体験しましょう．

　からだを動かして，お腹もすかせましょう．いずれ手づかみ食べをしだしたら，今度はスプーンやフォークを持って欲しいと思う，しかし子どもはそれらをポンポン投げる，それも成長の一つの過程です．決して投げ続けることはありません．必ず食事の自立はやってきます．

（吉田くすほみ）

# Q33

食具の練習

スプーンやフォークを練習させたいのですが，いつから始めたらよいでしょうか？

A　まず手づかみでは食べ始めていますか？　手づかみ食べをしているお子さんならば，介助している大人のスプーンやフォークに手を出してくるのを目安に練習を始めるとよいでしょう．どのような食具がよいかは本書の「5．食具の選択と使い方」（p.36）を参考にしてください．

　手でつかんで食べる経験をすることで，目でみたものをどのくらい手を伸ばせばつかむことができるかという距離感や，自分の口の位置を理解し，うまく口に運ぶことができるようになります．この"手と目の協応"や自分のからだの位置関係を認識する"身体認知"ができるようになるのは，これからの運動発達において非常に大事なことです．食べる動作だけでなく，このくらいの力でつまむと崩れるんだなということを感じとったり，食品の弾力や質量なども学習しているのです．手づかみを経験し十分に感覚が育ったら，自然にスプーンやフォークを使い始めると思います．

（田村理奈）

**8**

摂食Q＆A

# Q34

いつになったら？

自分で食べようとせず，食べさせてもらうのを待っています．このまま食べさせていて，いずれ一人で食べられるようになるのでしょうか？

A　ずっと食べさせてあげてばかりだと，「いつ一人で食べられるようになるんだろう，周りの子どもたちは自分で食べているのに……」と，不安になりますね．

一人で食べるには，姿勢を保って座り，手を上手にコントロールする必要があります．自分から手を出さず食べさせてもらうのを待っているのは，自分にはまだ上手にできない，と感じているからかもしれません．

　遊びではよく手を使うのに，食べ物には手を伸ばす様子がみられない場合には，お子さんの手をとって食べものに触れ，温度や硬さなどを感じさせたり，手についたものを唇にそっとつけてあげるなど，手づかみ食べを少し促してみるのもよいでしょう．手に食べ物がつくのを嫌がる場合には，おかずを並べ「どっちを食べる？」と，指差しで選んでもらうことから始めてもよいと思います．

　また，一人で食べるには，手指の運動発達や食べる機能だけでなく，食べ物への興味，食べることへ意欲なども関係します．集団の場で，お友だちの食べる姿をみて自分で食べることに興味がわいたり，いつもとは違う環境やメニューで，にわかに興味を持ち始めることもあるようです．

　お子さん自身が「自分で食べられる！」と感じることができたら，一人で食べ始めるはずです．お子さんの食べる力を信じ，食事の時間を楽しみながらゆっくり待ってあげてください．

（髙橋　茜）


✳ *MEMO*

_____

_____

_____

_____

_____

_____

_____

_____

_____

_____

_____

_____

_____

# ⑦ 摂食指導

## Q35

必要?

ダウン症があったら，必ず摂食指導を受けないとだめですか？

A 必ず受けないといけない，ということではありません．しかし，食事に関して少しでも気に
なることや不安なことがあれば摂食指導を受けてみることをおすすめします．

気になることの例として，

①この食べ方でよいのかな

②ミルクを飲んだり，離乳食を食べたりするのに時間がかかる，あるいは早すぎる

③噛んでいるのか心配

④舌で食べ物を押し出してくる

などがあげられます．主治医にご相談いただき摂食指導を受けることで日々の子育ての心配事が一つ
なくなり，気持ちが楽になることもあると思います．

（中川由紀子）

## Q36

指導の違い

摂食指導で通っている病院のSTと，通所している療育施設のSTで，食べさせ方の指導が異なって
います．どちらを信じたらよいのか混乱しています．

A 同じ職種でなぜ意見が異なるのか疑問に思われるかもしれませんが，実はよくあることです．
離乳食の評価・助言は，血液検査などのように数値から判断するのではなく，お子さんが食
べている様子を外からみて評価しています．摂食指導日の食事内容や形態，時間帯や気分，体調，関
係性により，それぞれのSTがみたお子さんの様子が異なる可能性があります．いいづらいかもしれ
ませんが，各所で受けた助言内容を両STに伝え，混乱した気持ちをお話されるとよいでしょう（よ
くあることなので，遠慮なく話してもらえると嬉しいです）．どちらのSTもどの点に注目し，その助
言に至ったのか解説してくれると思います．最終的にどちらを信じるかですが，お子さんが適切に食
べられる姿が多くみられる方法で取り組まれることをおすすめします．

余談ですが，コロナ禍で外食機会が減り，「外で食事を食べる」経験不足から，摂食指導中に慣れ
ない場所や人の前で食事を食べられないお子さんもいます．余裕があれば，「うまくいっていると
き」「これ大丈夫なのかな？」など，日常の様子を動画に記録し，摂食指導中にみせるとよいでしょう．

（河合めぐみ）

8

摂食Q&A

77

# Q37

離乳食中期の押しつぶし食を1日に3回食べています．療育の摂食指導を2〜3か月に1回受けていますが，なかなか形態が進まず不安です．もっと摂食指導を受けたほうがよいでしょうか？

**A** 食事に限らず，発達のさまざまな側面について，なかなか進歩がみられないような気がすると不安になりますね．離乳食の段階は，一般的には数か月ごとにステップアップしていくといわれていますが，ダウン症のあるお子さんの場合，それぞれの段階が年単位で続くこともまれではありません．でも，その段階を十分に経験することで，次の段階へと確実に進んでいきます．

さて，摂食指導のおもな目的は，食べる機能にあった安全な食べさせ方，食形態を確認することです．2〜3か月に一度，受けられているようであれば，それ以上頻度をあげなければならない，ということはありません．もちろん，食べさせ方がわからなかったり，うまくいかなかったりするときは，その都度ご相談いただける環境があればなおよいと思いますが，頻度を増やすことができなくても，摂食指導のたびに「どのように介助すればよいか」「どんな食形態がよいか」といった現在のことと同時に，「次の段階にはどのように進むのか」「今後，口の動きはどう変化するのか」「それをどう確認すればよいか」など，先の見通しをお聞きになっておかれるとよいと思います．

また，摂食外来を効果的にご利用いただくために，気になることがあったら，メモや動画で記録しておかれることをおすすめします．些細なことだと思われるようなことも，食べる機能の発達を促すための大きなヒントになることがあります．心配なこと，確認したいことがあったら，どんな小さなことでもお聞かせください．

ところで，押しつぶしから咀嚼へと進まない場合によくある原因が「スプーンを口の奥に入れすぎていること」です．私たちは口の前方に取り込んだ食べ物を，舌先の動きで左右の臼歯に乗せて咀嚼します．食べ物が舌の中央から奥に入ってしまうと，そこから左右の臼歯に乗せることができず，そのまま少しつぶして飲み込んでしまうのです（図5）．スプーンが奥に入りすぎていないかご確認ください！

（石上志保）

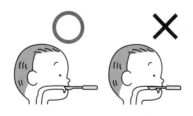

○下唇にスプーンを乗せる
×できるだけ舌の上に乗せない
**図5** スプーンでの飲ませ方

# Q38

一緒に？
別に？

まだまだ介助が大変なため，子どもだけ先に食べさせ，親は後で食べています．家族一緒に食事をしたほうがよいのでしょうか？

**A** 食事介助，頑張られていますね．お子さんを必死で食べさせて，自分は後回し！という話はよくお聞きします．

さて，後期食の時期には，「誰かと一緒に食事を食べるのが望ましい」です．食事は，コミュニケーションの場であり，食べることに関する学びの場でもあります．親やきょうだいが食べる姿はお子さんにとって，よい見本となります．また，3回食に進まれている場合には，家族と同じ時間に食事をとり生活リズムを整えていくことは，お子さんの発達に必要な生活習慣となります．とはいえ，ご家庭それぞれの事情があることでしょう．たとえば，お子さんを先に食べさせた場合でも，「安全に留意し家族の食事場面に参加させる」「おやつなど補食の時間に一緒に食べる」のはどうでしょうか．お子さんと「おいしいね」と気持ちを共有しながらすごせるのが理想ではありますが，無理をしないことも大事なことです．無理なく続けられる時間をみつけ，少しずつ一緒に食べられるとよいですね．

（河合めぐみ）

# Q39

ながら
食べ

食に興味がなく，あまり食べたがりません．DVDやスマホで動画をみせると口を開けるので，いつもみせながら食べさせていたら，動画をみせないと怒って食べないようになりました．食べなくても，みせないほうがよいでしょうか？

**A** 「食に興味がなく，あまり食べたがりません」とのことですが，体重や身長はそれなりに伸びてらっしゃるなら安心です．人は生まれながらに大食家小食家がいます．小食家に無理に食べるようにいっても，それは気の毒なことです．

「食べなくても，みせないほうがよいでしょうか？」とのご質問なのですが，それほど深く悩んでらっしゃるのでしょう．動画をみせるのは食事のときだけですか？　もし食事以外のときもみせてらっしゃるなら，みている時間はからだを動かしてはいないということですね．動画をみながら食べるということは，子どもは食物には目が行かず，自ら食物に手を伸ばし自ら食べるという運動もしていないですね？

お腹がすいていないと食欲はわいてきません．乳幼児期の生活のリズムは大切です．間食も含めて1日4〜5回食，食事の時間を決めると生活リズムもついてきます．まずは睡眠覚醒，空腹満腹とい

うように生活にメリハリをつけていきましょう．食事以外で動画をみる時間や，生活リズムを見直してみましょう．時間はかかるかもしれませんが，見直すことで，必ず動画がなくとも自ら食べるようになります．

（吉田くすほみ）

✳ *MEMO*

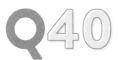 

**9** 　気になる行動

# Q40

舌

機嫌よく遊んでいるときに，よく舌を出しています．年齢とともに舌を出さなくなっていくのでしょうか？

 舌を出す状態には，以下のようにさまざまな要因が関係していると考えられています．

①低緊張によって顎と舌が下がってしまう．

②動作や発声に伴って喉に力が入り，舌が前方に押し出されてしまう．

③喉や口の幅が狭く，舌が口の中に収まりづらい．

④背中が丸くなる姿勢によって舌が前方に出やすくなる．

⑤口呼吸のため，呼気吸気の通り道として舌が下がってしまう，など．

　ご相談のお子さんのように，機嫌よく遊んでいるとき，たとえばおもちゃを握って振ったり，声を出しているときなどに舌が出る場合，からだ全体に力が入り，結果的に舌が押し出されるのかもしれません．あるいは，遊びに夢中になっていると，舌や下顎を引き上げる筋肉に力が入りづらいのかもしれません．

　私たちは普段，舌先を上前歯の裏あたりにつけていますが，そのようにして舌を口の中に収めておくためには，舌先を上顎に押しつける力だけでなく，鼻で呼吸をすることや，顔や口周りを動かす力，頭を支え姿勢を維持する体幹の力も重要です．

　年齢とともに力がつき，舌を出す様子が少しずつ減るお子さんもいらっしゃいますが，そうでない場合もあります．いずれにしても，姿勢を維持し，下顎や舌を引き上げる力が育つことで舌が出にくくなると考えられますので，まず，全身をたくさん使って遊ぶことをおすすめします．

（石上志保）

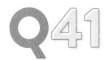 

行動

テーブルに手を伸ばしお皿やコップを投げたり倒したりします．叱っても効果がありません．どうしたらよいでしょうか？

　座って食事を食べさせてもらっていたお子さんも，成長とともにテーブルの上にあるお皿やコップなどにいろいろと興味が出てきたのかもしれませんね．とはいえ，叱っても効果がないので，食べ物・飲み物の入ったお皿やコップを投げたり倒したりすることをよしとする，ということも難しいことです．

　しかし，投げたりした前後の状況を踏まえてお子さんの気持ちを考えてみることで，少しこの状況

**8**

摂食Q&A

81

から抜け出せるかもしれません.

　たとえば……

　「おなかいっぱいだよー」といった満腹のサインかもしれません. 一定量食べているなら「ごちそうさま」と食事を終わりにしてみましょう.

　「投げたら……大人たちがすっごく反応してくれて楽しい！」という気持ちかもしれません. お子さんたちは楽しかったことはよく覚えていたりします. 食事の場面でもまたやってみたくなるかもしれませんね. しかし少し反応を小さくし静かにかかわってみましょう.

　「ぜんぶ一人で食べるのはしんどい！」

　自分で食べているお子さんでも最後まで集中して食べるのはしんどい作業です. お皿の上はお子さんが集中して食べられる量・飲んだりできる量にしてみましょう

（中川由紀子）

＊ *MEMO*

＊　付　　録

ダウン症のある子どもの
成長曲線

❋ 0～36か月（男子）❋

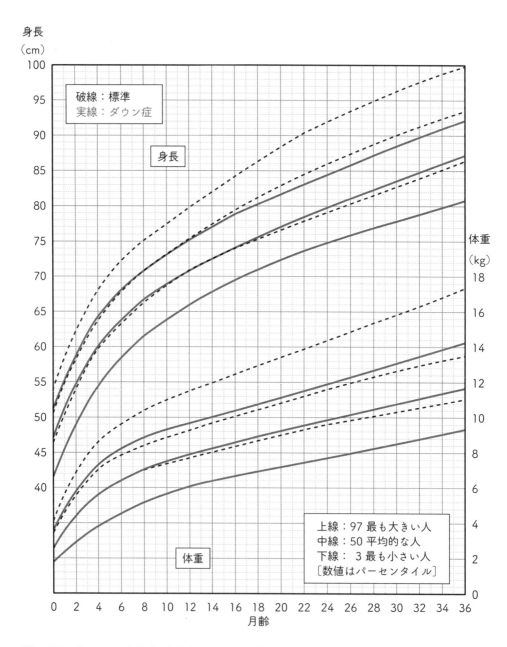

〔藤田弘子，他：ダウン症候群の自然成長　その1．出生から18歳の身長・体重縦断的成長曲線．小児保健
研究62：392-401, 2003 より改変〕

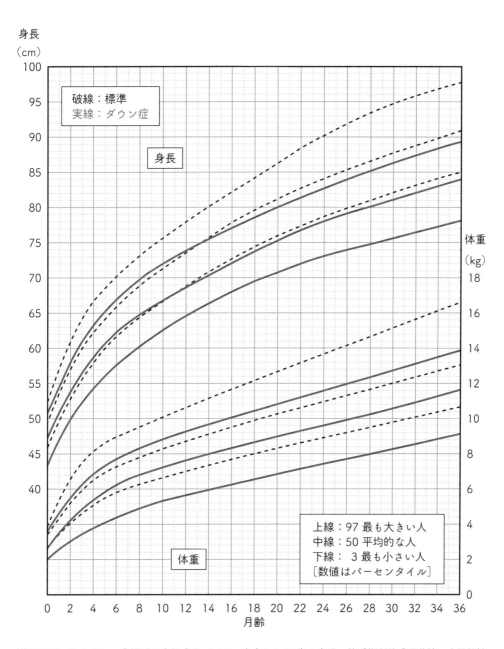

❀ 0～36か月（女子） ❀

身長
（cm）

破線：標準
実線：ダウン症

身長

体重
（kg）

上線：97 最も大きい人
中線：50 平均的な人
下線： 3 最も小さい人
［数値はパーセンタイル］

体重

月齢

〔藤田弘子，他：ダウン症候群の自然成長 その1．出生から18歳の身長・体重縦断的成長曲線．小児保健
研究62：392-401, 2003 より改変〕

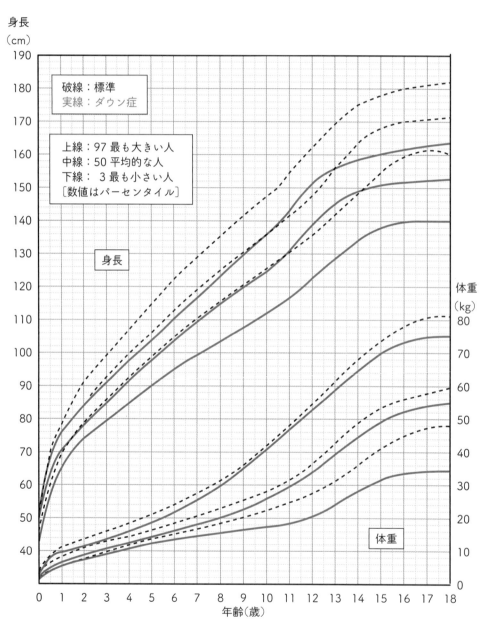

✱ 0〜18歳（男子）✱

身長
（cm）

破線：標準
実線：ダウン症

上線：97 最も大きい人
中線：50 平均的な人
下線： 3 最も小さい人
〔数値はパーセンタイル〕

身長

体重
（kg）

体重

年齢（歳）

〔吉岡隆之，他：ダウン症候群の自然成長　その2．身長・体重スパートの「ずれ」を認識し得る発育チャート．小児保健研究 64：73-81, 2005 より改変〕

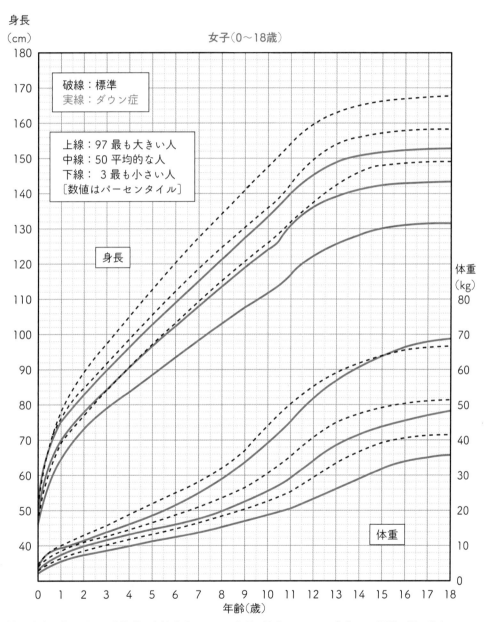

## ✽ 0〜18歳（女子） ✽

女子（0〜18歳）

身長
（cm）

破線：標準
実線：ダウン症

上線：97 最も大きい人
中線：50 平均的な人
下線： 3 最も小さい人
〔数値はパーセンタイル〕

身長

体重
（kg）

体重

年齢（歳）

〔吉岡隆之，他：ダウン症候群の自然成長 その2．身長・体重スパートの「ずれ」を認識し得る発育チャート．小児保健研究64：73-81, 2005 より改変〕

付録

# 付録 2　歯の成長の記録

子どもの歯（乳歯）は上下それぞれ10本，大人の歯（永久歯）は親知らずを入れてそれぞれ16本です．乳歯はA〜E，永久歯は1〜8と数えます．

## ✽ 歯の生える時期と役割

・乳中切歯・乳側切歯（A・B）〈6か月〜1歳〉：食べ物をかじり取る役割を担います．

・乳犬歯（C）〈2歳頃〉：お肉などを切り裂くように噛み切ります．

・第1乳臼歯（D）〈1歳半頃〉：食べ物を噛み砕きます．

・第2乳臼歯（E）〈2歳半頃〉：かむ面に溝が多く，食べ物をすりつぶすことができます．

> 歯の根元と骨の間にある歯根膜が，かじった食べ物の硬さなどを感知します．その情報が脳に伝わると，食べたものに見合った咀嚼運動が起こります

> 咀嚼が上手になっても，第2臼歯が生えていなければ，お肉や葉物をすりつぶして食べることはできません

## ✽ 生えたかな？ 記録してみましょう！

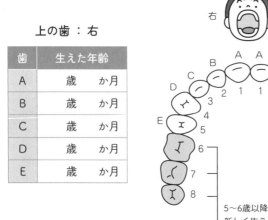
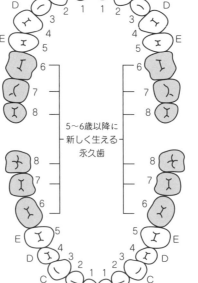

右　左

### 上の歯：右

| 歯 | 生えた年齢 |
|---|---|
| A | 歳　か月 |
| B | 歳　か月 |
| C | 歳　か月 |
| D | 歳　か月 |
| E | 歳　か月 |

### 上の歯：左

| 歯 | 生えた年齢 |
|---|---|
| A | 歳　か月 |
| B | 歳　か月 |
| C | 歳　か月 |
| D | 歳　か月 |
| E | 歳　か月 |

### 下の歯：右

| 歯 | 生えた年齢 |
|---|---|
| A | 歳　か月 |
| B | 歳　か月 |
| C | 歳　か月 |
| D | 歳　か月 |
| E | 歳　か月 |

### 下の歯：左

| 歯 | 生えた年齢 |
|---|---|
| A | 歳　か月 |
| B | 歳　か月 |
| C | 歳　か月 |
| D | 歳　か月 |
| E | 歳　か月 |

5〜6歳以降に新しく生える永久歯

※生える順番や時期には，お子さんそれぞれに個性があります．
※8番（親知らず：第3大臼歯）は生えない人もいます．

# 付録 3 離乳食の記録

離乳食の形態をあげた時期，回数を増やした時期などを記録するシートです．
上手にできるようになった項目の□には，チェック✔を入れるなどしてご活用ください．

| 機能 ／ 離乳食期 | 初期：ごっくん<br>　　年　　月スタート<br>（　　　か月） | 中期：もぐもぐ<br>　　年　　月スタート<br>（　　歳　　か月） | 後期：かみかみ<br>　　年　　月スタート<br>（　　歳　　か月） |
|---|---|---|---|
| 口に入れる | □上下の唇でスプーンを挟む（口の奥，舌の上にスプーンを置かないで！）<br>　　　　　　　　　　　　　　　　　　□前歯でかじりとる | | |
| 処理する | □唇を閉じたまま，食べ物を喉に送る<br>　　　　□舌と口蓋（口の天井）で食べ物をつぶす<br>　　　　　　　　□食べ物を舌で左右に送り，<br>　　　　　　　　　歯茎（奥歯）で噛みつぶす | | |
| 飲み込む | □唇を閉じて飲み込む | | |

❋ 2回食：　　年　　月（　　歳　　か月）

❋ 3回食：　　年　　月（　　歳　　か月）

❋ ミルク・母乳卒業：　　　年　月（　　歳　　か月）

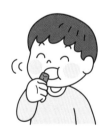

❋ 手づかみ食べ：　　　年　月（　　歳　　か月）

❋ スプーンを持って自食：　　　年　月（　　歳　　か月）

❋ コップで飲む：　　　年　月（　　歳　　か月）

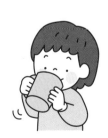

❋ ストローで飲む：　　　年　月（　　歳　　か月）

## ✳✳ 参考文献 ✳✳

・金子芳洋（編）：食べる機能の障害　その考え方とリハビリテーション．医歯薬出版，1987

・向井美惠：摂食・嚥下機能の発達と減退．日本摂食嚥下リハビリテーション学会雑誌 3：3-9，1999

・向井美惠（編著）：乳幼児の摂食指導　お母さんの疑問にこたえる．医歯薬出版，2000

・金子芳洋，他（監）：上手に食べるために　発達の理解した支援．医歯薬出版，2005

・山崎祥子：食環境からの働きかけ．じょうずに食べる－食べさせる．第7版，芽ばえ社，62-74，2005

・渡辺とよ子（監）：母乳育児ミルク育児の不安がなくなる本（主婦の友αブックス）．主婦の友ブックス，2011

・山田好秋：よくわかる摂食・嚥下のメカニズム．第2版，医歯薬出版，2013

・ベネッセコーポレーション（編）：最新！初めての離乳食新百科mini（ベネッセ・ムック　たまひよブックス　たまひよ新百科シリーズ）ムック．ベネッセコーポレーション，2013

・藤嶋一郎（監）：嚥下障害のことがよくわかる本　食べる力を取り戻す．講談社，2014

・婦人之友社編集部（編集）：歯と発達に合わせた赤ちゃんと幼児のごはん．婦人之友社，2015

・上田玲子（監修）：はじめてママ＆パパの離乳食（実用No.1シリーズ）．主婦の友社，2015

・田村文誉，他（編著）：ダウン症の子どもの摂食嚥下リハビリテーション．医歯薬出版，2021

・綾野理加：part1. 摂食嚥下機能はどのように発達するのでしょうか？．田村文誉，他（編），子どもの食べる機能の障害とリハビリテーション．医歯薬出版，2-29，2021

・大久保真衣（監修）：診察室でもぐもぐの発達を支える本　子どもの成長にあわせた口と食，くせの観察・指導法．クインテッセンス出版，2022

・日本小児科学会 こどもの生活環境改善委員会：食品による窒息　子どもを守るためにできること．
https://www.jpeds.or.jp/modules/guidelines/index.php?content_id=123

・助産師HISAKOさんに聞く正しい選び方＆サイズ別おすすめ18選
https://veryweb.jp/kids/208802/

# ■ 摂食Q&A キーワード index

# ダウン症のある子どもの離乳食から食事へ
### ―食べる機能を育てるために―

ISBN978-4-7878-2600-8

2023 年 8 月 4 日　初版第 1 刷発行

| | | |
|---|---|---|
| 監　　修 | 玉井　浩 | |
| 編　　集 | 日本ダウン症療育研究会摂食指導ワーキンググループ | |
| 発 行 者 | 藤実正太 | |
| 発 行 所 | 株式会社　診断と治療社 | |

〒 100-0014　東京都千代田区永田町 2-14-2　山王グランドビル 4 階

TEL：03-3580-2750(編集)　03-3580-2770(営業)

FAX：03-3580-2776

E-mail：hen@shindan.co.jp(編集)
　　　　eigyobu@shindan.co.jp(営業)

URL：http://www.shindan.co.jp/

| | |
|---|---|
| 装丁・イラスト | 松永えりか(フェニックス) |
| 印刷・製本 | 日本ハイコム株式会社 |